徐书

用药如用兵

2

徐书 著

中国中医药出版社

·北 京·

图书在版编目（CIP）数据

徐书用药如用兵 . 2 / 徐书著 . —北京：中国中医
药出版社，2020.6（2021.1 重印）

ISBN 978-7-5132-6150-0

Ⅰ . ①徐…　Ⅱ . ①徐…　Ⅲ . ①中草药—用药法　Ⅳ .
① R28

中国版本图书馆 CIP 数据核字（2020）第 038555 号

中国中医药出版社出版

北京经济技术开发区科创十三街 31 号院二区 8 号楼

邮政编码　100176

传真　010-64405721

廊坊市晶艺印务有限公司印刷

各地新华书店经销

开本 710 × 1000　1/16　印张 9.5　字数 109 千字

2020 年 6 月第 1 版　2021 年 1 月第 2 次印刷

书号　ISBN 978 - 7 - 5132 - 6150 - 0

定价　39.00 元

网址　www.cptcm.com

社 长 热 线　010-64405720

购 书 热 线　010-89535836

维 权 打 假　010-64405753

微信服务号　zgzyycbs

微商城网址　https://kdt.im/LIdUGr

官 方 微 博　http://e.weibo.com/cptcm

天猫旗舰店网址　https://zgzyycbs.tmall.com

如有印装质量问题请与本社出版部联系（010-64405510）

　　徐书，男，主任中医师，教授。北京中医药大学特聘临床专家，辽宁中医药大学特聘教授，北京中医药大学徐书传承工作室导师，北京中医药大学第三附属医院名师工作室导师，辽宁中医药大学附属医院岐黄撷英工程特聘专家，联勤保障部队第 904 医院特聘临床专家。世界中医药学会联合会肿瘤外治法专业委员会副会长，世界中医药学会联合会古代经典名方临床研究专业委员会副会长，中华中医药学会学术传承导师。

　　徐书毕业于北京中医学院 (现北京中医药大学)，业医三十余载，已出版专著《杏林碎金录》《徐书屡用屡效方》《徐书专病特效方》。徐书主任临床三十余年，力求经典，讲究实效，并在临床中总结出以脉诊为中心，以经方为龙头，经验时方作为龙尾，专病专药画龙点睛的学术思想，尤擅以经方治疗各类疑难病症。

内容简介

本书介绍了徐书教授"用药如用兵"的中药临床应用心得，从临床实践出发，突出专病专药之效能，为作者三十多年之临证精华。

作者注重实效，摒弃空谈，所列之药，有的来自《伤寒论》，有的来自民间单方、验方之经验，有的来自师传，皆如一颗颗珍珠，弥足珍贵。例如：益母草利水降压，善治肠炎痢疾；阿胶补奇经，善治任脉之病；珍珠粉善治小儿喘咳；油菜籽为治疗荨麻疹之效药；秦艽善治黄疸、肾炎；等等。验之于临床，疗效确切，具有较高的学术价值，值得参考使用。

自 序

亘古迄今，历代医家皆探究用药之法，余每览用药精妙之案，皆不禁拍手称赞。医圣张仲景作《伤寒杂病论》示人以规矩，其中桂枝汤加减方二十有余，药物化裁之法，可谓淋漓尽致。

善用兵者可为良将，善用药者可为良医。将者，精于用兵方能于万军之中屡胜强敌；医者，精于用药方能于万病之中屡起沉疴。不精于用兵之法不可言将，不精于用药之理不可言医。

余业医以来，宗先圣之大法，参后贤之妙议，深感用药之难精，遂屡访名医，坚持临床，常挑灯夜读。偶有一得，立书纸上，三十余载，不敢懈怠。现今回味，如数家珍，像颗颗珍珠，光彩夺目。

古人有三不朽：立德、立功、立言。余愿将此多年临床心得公之于众，惠及众生，甚感欣慰。

此书试发前人未发之论，有的是学习前辈之经验，有的是余临床反复锤炼之实战心得。如吴茱萸破冰解冻善治青光眼，以附子为君药治疗子宫脱垂，当今医林善用巴豆者寥寥无几，余得之于师承，广用于临床，今将此中奥秘全盘托出，不敢保留。然医道无穷，余深知此乃沧海一粟，余需愈加努力，为探索中医之秘尽微薄之力。

清代名医徐灵胎作《用药如用兵论》，详述兵法与医理之奥妙，广为后世称赞，故余借取其意而作书名。愿此书能有助医者、有益病家，则此三十余年探索终有意义。仓促成书，难免疏漏，望同道指正。

徐书于无锡徐氏中医药研究所

时在己亥年秋月

目　录

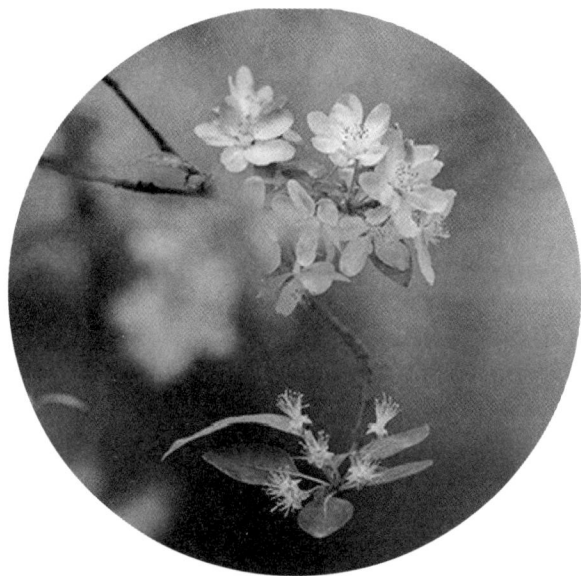

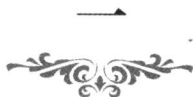

地榆止血，疗湿疹效佳

地榆酸、苦，微寒，临床常用于治疗出血及烫伤。余用此药，还有两个特殊用法。

1. 地榆治疗尿血

尿血者，多热也。余常用制何首乌、女贞子、生地黄、墨旱莲之类来滋肾，凉血则用牡丹皮、茅根之属，血尿者，余习用生地榆。

考：地榆性寒，味苦，善清下焦血分之热，不独便血用之，治尿血亦有奇功。不过在用法上略有不同，前者以地榆炭为宜，后者以生地榆为妙。

【医案分享】

蒋某，男，32 岁。2019 年 3 月 21 日初诊。

主诉：脓血便 1 年余。

病史：既往有直肠息肉、溃疡性直肠炎病史。

刻诊：口干，脓血便，畏寒肢冷，舌苔白腻，脉寸关弱，尺脉弦紧。

辨证：厥阴虚寒，寒热错杂。

方药：当归四逆汤加味。

当归 10g，黄芩 9g，桂枝 10g，升麻 5g，大黄 5g，白芍 10g，甘草 6g，白头翁 10g，黄连 6g，秦皮 10g，阿胶 10g，地锦草 15g，地榆 20g，金银花 20g，白芷 10g，血余炭 10g，生姜 10g，红枣 6 枚。14 剂。

以此方加味治疗 3 月余，诸症消失。

2. 地榆治疗湿疹

湿疹病乃因水湿之邪侵袭所致。郁阻肌肤，水湿之邪常与热毒结合而表现有糜烂、渗液、水疱及红肿痛痒。余根据"诸痛疮疡皆属于心"之原则，选用黄连配地榆外用治疗湿疹，疗效佳。

考：黄连有清热解毒作用，能治红肿痒诸症。地榆有收敛作用，能治糜烂。两药合用，可收到较好效果，符合《本草纲目》中载本药能治小儿湿疮这一理论。

【医案分享】

赵某，男，23岁。2012年3月2日初诊。

主诉：左手背红斑伴瘙痒3月余。

病史：近3个月来左手背和无名指潮红，结痂流水。口干，舌红苔白腻，脉细数。

辨证：肝经湿热。

方药：黄柏30g，地榆15g，马齿苋15g。外敷，15剂。

黄连上清丸1次6g，1日2次。

以此方治疗2个月痊愈。

二

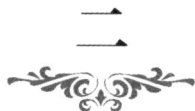

马钱子利关节，善消肿瘤

马钱子俗称马前子，民间有"马前子，马前吃，马后死"之言。小时候，我们村里的赤脚医生，因为用马钱子来治疗风湿病而发生医疗事故，故余对马钱子的使用特别小心。《本草纲目》载：马钱子治一百二十种病……能毒狗至死。说明马钱子治病之广泛和毒性之大。又因为其通经络，消结肿，止痛力甚强，故治疗顽症，还是要用虎狼之品，方可起沉疴，祛顽痹，消肿瘤，兴脑髓。临床中可治疗拘挛疼痛，跌打损伤，骨折，半身不遂，手足无力，面神经麻痹，淋巴结核，小儿麻痹后遗症，一切癌瘤，脑萎缩，外用可治皮肤癌、痈疽疔疮等。余使用马钱子主要包括 3 个方面。

1. 治疗风湿性关节炎、类风湿关节炎

验方：通脉活络丹。

组成：制马钱子60g，麻黄30g，制川乌15g，制草乌15g，乳香30g，没药30g，鸡血藤30g，金银花30g，丹参30g，夏枯草30g，血竭15g，牛膝30g，当归30g，红花15g，薏苡仁30g，党参30g，玄参30g，桂心15g，白术24g，重楼30g，泽兰60g，白芥子24g，干姜15g，黄芪30g，土鳖虫15g，防己30g，全蝎15g，蜈蚣10条，川芎30g，葛根30g，千年健30g，钻地风30g，木瓜30g，威灵仙30g，雄黄18g，蕲蛇30g，苍术30g，甘草30g。上药共为细末，炼蜜为丸，每丸6g，白水送服，早晚分服。

此方以马钱子为君，配合大部队药物以大补气血、温经散寒、搜风除湿、活血祛瘀、祛痰破结、通脉止痛，治疗顽痹效果佳。

2. 治疗食管癌

食管癌，中医称噎膈证。噎为吞咽不顺，膈为胸膈阻塞，统称噎膈。

河南安阳郭子彬老中医有一家传方，以马钱子为君制成全羊丸，治疗食管癌有一定疗效，介绍如下。

全羊丸组成：制马钱子20g，苍术90g，陈皮90g，半夏90g，厚朴90g，黑山楂90g，枳壳90g，香附90g，藿香90g，砂仁90g，肉桂60g，紫豆蔻90g，沉香60g，麦芽120g，谷芽120g，广木香45g，建曲90g，乌药90g，青皮90g，红豆蔻90g，炙甘草30g。

上述诸药打粉，与制马钱子混合，搅拌均匀，大白公羊两只，把肚割开，皮毛内脏都不动，将拌好的马钱子混合粉填到羊胸腹腔内，用绳子缝住，放入装有净水的大锅内煮沸。从锅烧开起计时，到停止烧火，行 4 个半小时左右。之后把羊捞出来，拆开肚子，取出马钱子，用水洗净，用黄酒浸润，将羊埋掉（因有毒不能吃）。将黄酒浸润的马钱子切片（每片 1mm 厚）晒干。用文火把净沙炒热，放进马钱子片，炒成黄褐色，然后粉成细末，炼蜜为丸，每丸重 1.5g，每次 1 ~ 2 丸，每日 2 次。

方中马钱子，苦寒大毒，入肝、脾二经，有通经散结、消肿解毒、抗癌之功，为主药。以苍术、陈皮、半夏、厚朴、枳壳、香附、乌药、青皮、沉香、广木香理气降逆、燥湿祛痰消痞；砂仁、紫豆蔻、红豆蔻、肉桂温胃健脾；藿香、谷芽、麦芽、建曲、山楂和胃消导为佐，共奏散结除癌之功。

制马钱子方法：马钱子 20g，用米泔水浸泡 49 天，每天换一次米泔水（每次用 3 斤小米，淘洗而得米泔水），把泡了 49 天的马钱子用小刀一个一个剥去皮毛，洗净再用黄酒浸泡（淹没即可）48 小时。

3. 治疗老年痴呆症

老年痴呆症属于中医痿证范畴，其病机为髓海空虚，痰浊瘀血阻滞所致。一般药物难以进入血脑屏障。余学习朱老经验方健脑散，治疗本病有一定疗效，其组成为：红参 15g，制马钱子 15g，川芎 15g，土鳖虫 21g，当归 21g，枸杞子 21g，地龙 12g，制乳香 12g，制没药 12g，琥珀 12g，全蝎 12g，紫河车 24g，鸡内金 24g，血竭 9g，甘草 9g，制散剂。每日早晚各服 4.5g，温开水送下，可连续服 2 ~ 3 个月。

【马钱子中毒案分享】

一长春中医同道紧急电话与余，1周前给患者治疗风湿病，服用马钱子后出现阵发性抽搐伴失眠、胸闷、心慌等中毒症状。余告知以醋2两、白糖半斤，温水冲服。

对于初学中医的朋友，见上述症状，一定会觉得恐慌。余从医30多年，亲眼所见很多重病、疑难病，如脊髓的病变，引起下肢瘫痪，包括外伤、肿瘤，使用马钱子后，疗效非常好。江苏常州一中医专治风湿病，一年使用马钱子2000公斤，用量非常多。张锡纯在《医学衷中参西录》中盛赞马钱子能开通经络，透达关节。马钱子的使用，千年而不衰，可见毒药猛剂能起沉疴，但因为马钱子有剧毒，所以过量服用或炮制不得法或特异性体质，都会引起中毒反应，轻度的中毒可出现肌肉抽搐，重度中毒可见呼吸肌麻痹、肾功能衰竭。

余在使用马钱子的时候，也一直在探索怎样避免马钱子中毒事件的发生，这也是临床研究的重要课题。后来在20世纪50年代的验方中发现，有专制马钱子毒性的验方，即马钱子与麻黄等量，再加生甘草，三味药同煮，煮透后，将马钱子捞出去毛，用香油炸透，用纸包裹去油，研成粉末用，这样既能去马钱子的毒性，又能增加通利关节的疗效。余的用法是小剂量使用，一般0.3～0.6g，体质比较好的可加大剂量，马钱子的中毒剂量和治疗剂量是接近的，都是0.9g。一般吃3天，停3天。如果出现马钱子中毒，最好的解毒办法是醋加白糖水频服，半小时即可解毒，这是民间经久不衰的解毒法。

这个中毒的患者是每天上午出现阵发性抽搐，所以用真武汤加南星、防风、龙骨、牡蛎、灵磁石治疗。

三

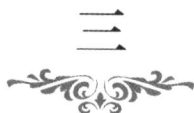

姜黄善治癥瘕血块

　　姜黄味苦、辛，性温，入脾、肝经，有破血行气、通经止痛的作用。升降散中就以姜黄配大黄、蝉衣配僵蚕，一上一下，一表一里，一气一血，调畅气机。朱良春老师治疗肩周炎善用姜黄配海桐皮，然历代诸家对姜黄有不同的经验，如《诸家本草》载：姜黄治"癥瘕血块"。余有一秘方，可治肝硬化，其组成：姜黄末6g，猪肝四两。制法和服法：姜黄和猪肝同炒不入盐，上为1日量。连服3～5日，停数日后，无不良反应，再作服。肝硬化属于中医"癥瘕积块"病。当肝硬化出现脾脏肿大时，可理解为瘀血征象，此时可用上方。若身体虚羸者，当配参须、三七同用。

　　其次，肾盂肾炎后期，腰疼明显者可用姜黄配狗脊治之可愈，并防止复发。

四

天仙子善疗痈肿恶疮

天仙子治痈肿恶疮，确有奇效。此单方来自一位民间中医的经验：单用天仙子外敷，可治久溃不愈的痈肿恶疮。余当时不以为然，后来试用后屡用屡效。

【医案分享】

一杨姓邻居，一日忽感腰部疼痛，求治于余，当时表面皮肤未见异常，嘱其先观察。2日后，腰部见一红肿热痛脓头，急来研究所，余诊断腰痈。给予天仙子100g打粉，醋外敷患处，24小时后，患者告之，肿消痛减，继之痊愈。

【临证心悟】

天仙子又名莨菪子，性味苦，温，有大毒，具有解痉镇痛、消肿之功效。外用捣烂敷患处，可治痈疖恶疮。因其有毒，内服宜慎用。

五

益母草利水降压，善治肠炎痢疾

益母草味辛、苦，微寒，入足厥阴肝经，故其与肝关系较为密切。肝藏血，且胞宫与肝关系密切。益母草，顾名思义，对女性有益，对胞胎有益。其功效主要在通行瘀血，瘀血去则新血生。《本草从新》载益母草具消水行血、祛瘀生新、调经解毒之效。所以此药既能活血行血祛瘀，又能利水。活血、利水作用均具备，故可以与当归芍药散相媲美。

益母草在临床中比较常用，余在临床中主要应用于 6 个方面，需要掌握的应用指征，主要在于以下几点。

其一，在急、慢性肾炎中，水肿是其主要症状之一。单纯水肿者，即可选用益母草 30g，白茅根 30g，冬瓜皮 30g。此法可应用于肾病综合征的高度水肿。对于一般的水肿病，我们当首先调气分之水，可用五皮饮，即陈皮、生姜皮、茯苓皮、桑白皮、大腹皮加用益母草。阳虚型水肿，以真武汤合用益母草治疗。

其二，益母草还可治疗肝硬化腹水，但剂量与用法是关键。首先要单煎，煎汤代水，再煎其他的药。用量一般是 100 ～ 200g，如此可收佳效。

其三，益母草还可消除蛋白尿。

在慢性肾炎中，蛋白尿非常难消。首先，应当了解蛋白尿是如何形成的。蛋白尿，来源于水谷精微，储藏于肾，当脾气充足，肾气固密，即可统摄封藏，精气则不会外泄。倘若脾气虚、脾阳虚，则不能统摄，肾气虚则封藏不固。水谷精微下流则形成蛋白尿，故蛋白尿治疗当从脾肾入手。治疗顽固性蛋白尿难消者，常用验方益肾健脾汤，即党参、黄芪、山茱萸、当归、附子、茯苓、陈皮、菟丝子、熟地黄、沙苑子、白术、山药、芡实、莲子加益母草。加用益母草作用有三：第一在于活血利水；第二在于补中有通，通中有补；第三活血利水，解决痉挛。

其四，益母草善治闭经。治疗闭经首先需要分清虚实，实证常见于气滞血瘀，脉象有力。此种情况余常用的验方即益母草、香附、鸡血藤、当归、泽兰、川芎、柏子仁、红糖。此方可养血活血、行气祛瘀，对于气血瘀滞型闭经疗效非常好。若患者形体消瘦，小腹冰冷，舌淡，两尺无力或沉弱，此种情况用上方则疗效欠佳，宜采用养血补肾生血法，即当归、白芍、川芎、熟地黄、菟丝子、枸杞子、巴戟天、仙灵脾、紫河车、鹿茸，且一定要加用益母草、茺蔚子，以补中有通。

其五，益母草还可治崩漏，此种崩漏必见小腹疼痛且伴血块。掌握小腹疼痛的特点，即可选用益母生化汤来活血化瘀止血。组成：益母草 30g，当归 24g，炮姜 5g，桃仁 5g，川芎 5g，红花 5g。此方亦经典方剂，用于治疗产后恶露不尽。

其六，益母草嫩苗治疗痢疾、急性肠炎也有好的疗效。用法：取鲜益母草全草一握，洗净捣碎，再加冷开水适量，挤去渣，取水加糖饮服。用量：成年人一次服一小碗，小儿酌减，连服二三次即愈。

这里分享一下女性望诊经验。

当此人面色无华，黄而无光时，多有小腹冷痛；如果面色青嘴唇暗者，多有月经失调；若其人面色暗，发黑，有痛经史，月经多，淋沥不断，眼眶黑者，多为崩中漏下。

再谈一下益母草和鸡血藤的区别。益母草主要功效为活血利水，既能活血又能利水；鸡血藤养血补血，也能治疗闭经，但剂量要大，有安神作用，一般 30 ~ 50g。

【 医案分享 】

去年王某与他人争吵，小腹被踢一脚，次日即感小便排出困难，小腹胀痛，随即住院治疗。医院予以导尿，但尿道仍刺痛。其兄乃余之朋友，请教于余，予以益母草 120g，红糖 60g 水煎冲童便一杯，一剂即小便通畅，痛止肿消。

【 临证心悟 】

益母草功擅化瘀通利，能消尿道炎，但性味平和，非重用无效。余之经验，凡治尿检有红细胞、白细胞者，皆大量应用益母草配墨旱莲，可提高疗效。注：童便即回龙汤，能引药下行，化瘀血而达病所。

六

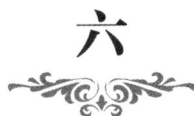

刘寄奴善治实热痢疾

刘寄奴善治实热痢疾，有诗为证：

> 小便出血不要慌，恒有寄奴来帮忙。
>
> 细茶调奴空心服，便中赤血定能除。

刘寄奴味辛、微苦，性温，归心、肝、脾经，具有活血通络、消积、止痛之功。余查阅《如宜方》有载：刘寄奴治疗赤白下痢。《本草求真》载其多能破瘀通经，除癥下胀，止金疮出血、大小便血，汤火伤毒。

刘寄奴为破血之品，故能使滞者破。其品种较多，各地所用不尽相同，有玄参科、茜草科等。余使用的刘寄奴为菊科奇蒿，味辛、苦，性平，有活血行瘀、解暑利湿之功，故为治疗湿热痢之佳品。刘寄奴行血破瘀之力远胜芍药、当归，于是余试用单味刘寄奴治疗湿热痢，果获速效。

刘寄奴在糖尿病的治疗中，余也广用、善用。糖尿病早、中期阶段，表现为胰腺肿胀、胰腺堵塞，因此药能清热，又能活血化瘀，与糖尿病病机非常相似，故余常将其与当归合用，用量一般为30g。

《本草备要》载"刘寄奴能除癥下胀，破血通经"，故其治疗前列腺肥大有良效。前列腺肿瘤，余选刘寄奴 30～60g，配半枝莲 50g、女贞子 20g、黄芪 30g、丹参 20g、土鳖虫 10g、王不留行 30g，也有一定疗效，望同道广用之。

【医案分享】

林某，男，51岁。2019年6月2日初诊。

主诉：小便点滴而下3月余。

病史：患者3个月前，无明显诱因出现小便不畅，继之点滴而下，在无锡某医院诊断为前列腺肥大，医生建议手术治疗，患者拒绝，求治于余。

刻诊：小便淋沥不尽，口干苦，舌胖大舌苔黄腻，脉左关弱。

辨证：厥阴寒热错杂证。

方药：乌梅丸加味。

乌梅 10g，细辛 3g，肉桂 3g，黄连 6g，黄柏 9g，当归 10g，刘寄奴 30g，党参 10g，干姜 3g，附子 7g，天花粉 10g，穿山甲 10g，王不留行 15g，仙灵脾 30g，女贞子 20g，甘草 6g，生姜 5g，红枣 6枚。14剂。

二诊：药后小便较前明显好转，继续以原方治疗，分别加水蛭、土鳖虫、九香虫、蟑螂连续治疗3月余，诸症消失。

【临证心悟】

刘寄奴，朱老善用，它既能活血消癥，又能清热利湿，故用于前后二阴的疾病皆有佳效。在使用中量与效成正比，一般用量30～60g。

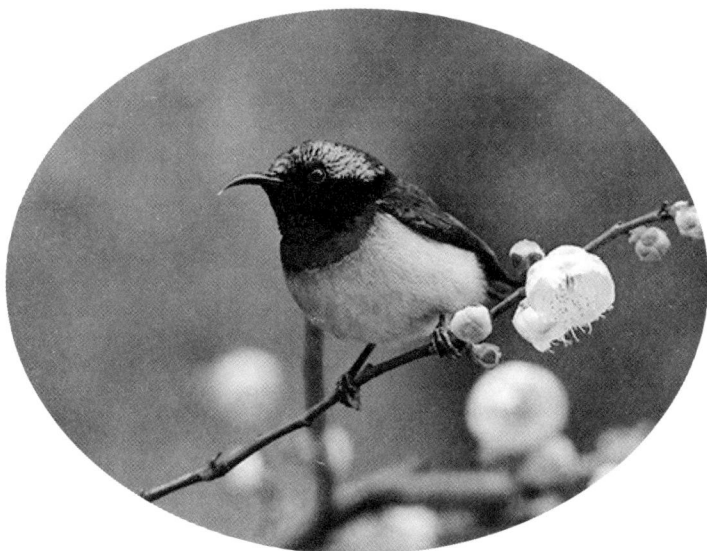

七

急性子为食管肿瘤之要药

急性子系凤仙花之种子，具有解毒消肿、破血消积、软坚散结之效，在江南遍地皆是，药源非常广泛。

1. 初识

1990 年我刚毕业那会儿，遇见多例搭背疮，经陈瑞山老师指点用凤仙花种子捣烂与醋外敷患处，一般 2～3 日肿毒即消，即对此药兴趣浓厚，查阅古籍《本草促新》，云其"治诸恶疮，败一切火毒"。故在疮毒的治疗中，无论内服外用皆喜用之。

2. 深入研究

小试牛刀成功后，喜悦之情暗藏于心。近 10 年来，食管癌的发病率逐渐增多,余在食管肿瘤中广泛使用这味药,并摸索出以急性子为君药的验方"开关散",有熊胆、硼砂、人指甲、牛黄等12味中药,对大部分食管癌效果好。

治疗食管癌有两个方子。梗阻明显者,可用当归、桃仁、五灵脂、牡丹皮、赤芍、延胡索、香附、枳壳、金钱草、蜈蚣、大黄、急性子。痰涎明显者,可用旋覆代赭汤加味,方用旋覆花、代赭石、党参、半夏、大黄、甘草、急性子、月石、蜈蚣。

另外,治疗乳腺增生、乳腺癌等,皆可重用此药50g以上,有良效。

余在临床中指出,临床治疗疑难病的金钥匙,是以经方作为龙头,经验时方作为龙尾,专病专药画龙点睛。

【医案分享】

陈某,女,55岁。2018年1月24日初诊。

主诉:吞咽困难3个月。

病史:3个月前因进食困难到中国人民解放军总医院行胃镜检查,报告如下:食管距门齿25cm见一环周隆起性肿物,中间溃疡形成,覆污秽苔。食管癌(进展期)并狭窄。病理诊断:中低分化鳞状细胞癌。西医建议手术切除,患者因畏惧手术,故先以中医治疗。

刻诊:吞咽馒头困难,时有梗阻,可吞咽米饭稀粥,无胃胀,口干,大便正常,舌胖苔薄黄腻,脉弦细滑。

辨证:痰热交阻而致食管阻隔。

方药:半夏泻心汤加味。

半夏12g,黄连6g,黄芩6g,干姜3g,甘草6g,党参10g,水蛭 5g，海藻（洗）30g，玄参 10g，浙贝母 20g，生牡蛎 30g，半枝莲 50g，三棱 5g，莪术 5g，代赭石 30g，枇杷叶 20g，红枣 6 枚。7 剂。

二诊：药后仍然梗阻不适，上方加急性子 20g、月石 10g、王不留行 30g、荷蒂 10g。

坚持以本方服用 3 月余，无梗阻感，但见口干，大便干结，三日一行。舌质暗，舌苔薄黄腻，两尺脉沉细，从肾论治。

方药：引火汤加味。

熟地黄 60g，天冬 20g，麦冬 30g，五味子 10g，茯苓 30g，肉桂 3g，巴戟天 15g，淫羊藿 30g，菟丝子 30g，枸杞子 30g，红参 10g，当归 10g，南沙参 30g，玄参 10g，浙贝母 10g，生牡蛎 30g，丹参 20g，水蛭 5g，海藻（洗）30g。

以此方间断服用 1 年余，患者无梗阻感，精神佳，继以抗癌胶囊善后。

八

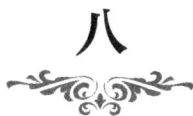

穿山甲善消疮疡与神志障碍

穿山甲气腥走窜，无处不至，凡经络阻隔、气血凝滞为病者皆能开之，故尤适于疮疡之病。已故名医赵炳南认为此药生用则通络、活血，透托力猛，极易耗伤正气；炒用则力减缓，可防止克伐太过；炒炭用则托毒透脓而不伤正。余之经验，山甲轻用则攻坚消散，重用则溃脓透达。临证处方，用于散剂中，则炒山甲片用量为 3 ～ 6g。

薛生白云：湿温证中，暑湿不能外泄，深入厥阴引起络脉凝瘀，心气阻遏出现神志昏迷，默默无语，以辛凉开泄、芳香逐秽之法俱无效，当用破滞破瘀之法，脉络必通，邪得外解。选方三甲散，药物组成：土鳖虫、鳖甲、穿山甲、僵蚕、柴胡、桃仁。余用此法治疗。

湿热与瘀血互结入络的胃痛、头痛、腰痛、胸痛，用穿山甲治疗，效果皆佳。

另外，山甲片的炮制方法与功效的关系也不容忽视，山甲片均为制用。制山甲又分为砂炒的炮山甲（又称炒山甲、炙山甲、炮甲珠、山甲珠等）及用醋淬的醋山甲，可资借鉴。

【医案分享】

朱某，女，33岁。2019年3月31日初诊。

主诉：乳房疼痛1年余。

病史：患者乳房疼痛，在上海某医院诊断为右乳腺导管扩张，双乳结节。给予小金丹治疗，效果不佳。

刻诊：乳房疼痛，口不干，乏力，颈椎疼痛，大便量少，舌淡苔薄，舌下静脉怒张，脉右寸弱。

辨证：气血两亏，痰瘀互结。

方药：当归补血汤合消瘰丸加味。

当归10g，黄芪30g，玄参10g，贝母10g，牡蛎30g，三棱5g，莪术5g，青皮10g，党参10g，白术10g，赤芍10g，生地黄15g，海藻15g（洗），昆布15g（洗），穿山甲5g，生姜5g，红枣6枚。14剂。

以此方治疗2月余，乳房疼痛消失，肿块变软。后以本方打成粉末，每次9g，一日两次。坚持半年复查，肿块如前，继续服用3个月再查，乳腺导管扩张消失。

九

狼毒善疗宫颈癌，外用治银屑病

狼毒味苦、辛，性平，有毒，归肝、脾经，功能泻水逐饮、破积杀虫。

20 世纪 90 年代初，余初入临床，发现多例肺结核患者耐药，西医没有方法，余求学于古方，在 50 年代出版的一本验方书中，偶得肺结核验方。方药：狼毒 500g，大枣 500 枚。用法：将鲜狼毒洗净，切片，放铁锅内煮沸。再将大枣放入甑内，置于锅上，蒸 3～5 小时，取出大枣，阴干，弃狼毒。日服 3 次，每次 1 枚。试用于两名患者，皆有不同程度好转。因其有毒，故临床用之，应非常谨慎。

近年来，余治疗肿瘤甚多，在学习经典基础上，不断挖掘民间单方、验方并不断实践。如宫颈癌验方：狼毒 3g，炒茜草 30g，花蕊石 15g，覆盆子 30g，片姜黄 15g，水煎服。此方系河南一名老中医经验，据他介绍，用此方治疗数例，皆有良效。

狼毒膏外用，治疗牛皮癣、神经性皮炎效果佳。

药物组成：狼毒 150g，当归 250g，甘草 250g，乌梅肉 200g，山慈菇 15g，何首乌 250g，樟脑 200g，植物油 500g，凡士林 2500g。

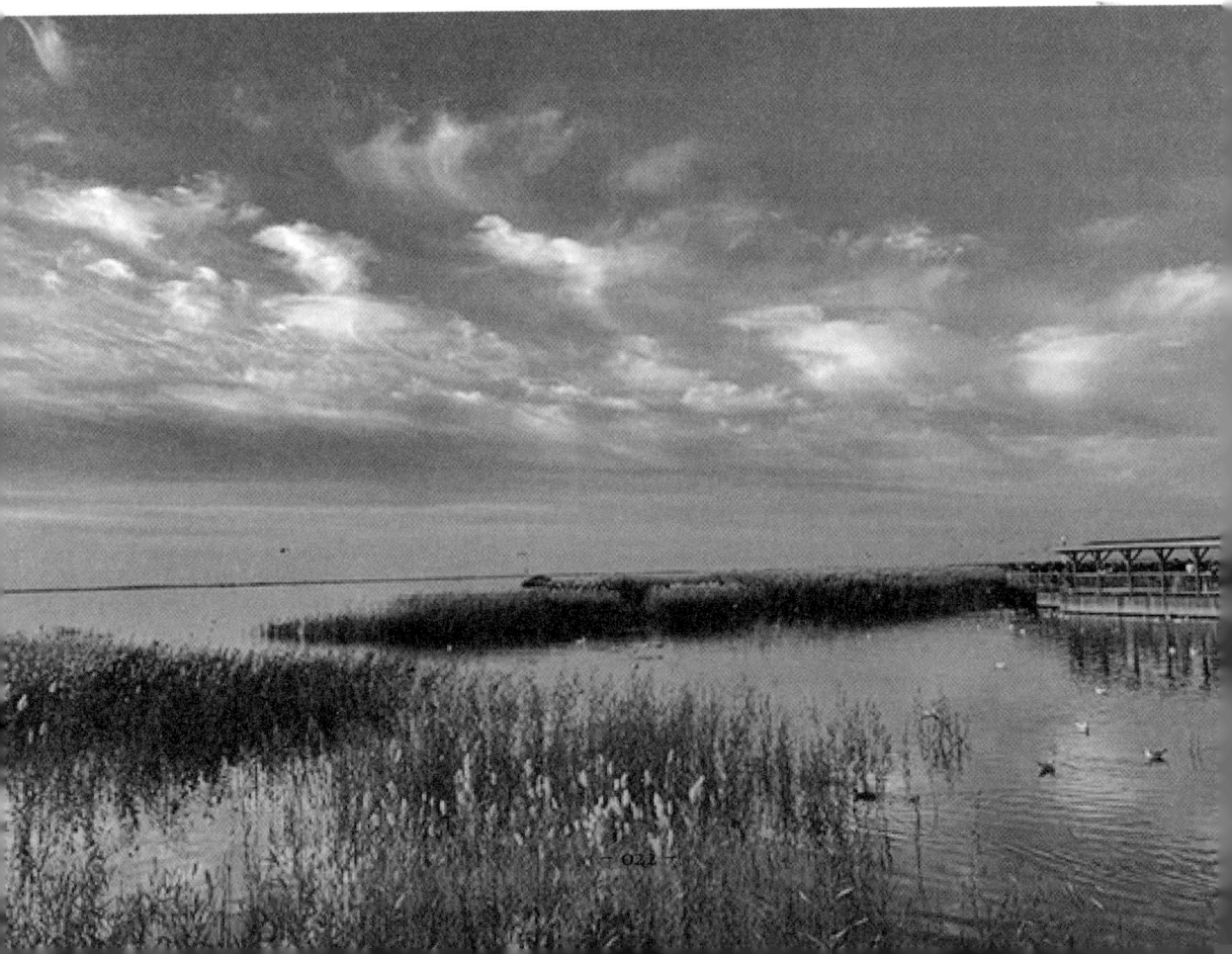

十

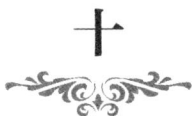

骨碎补疗牙痛及化脓性骨髓炎

骨碎补首见于《开宝本草》，其功用为"主破血止血，补伤折"。《本草纲目》云："（骨碎补）主补肾，故治耳鸣及肾虚久泄，牙痛。肾主骨，故治折伤，耳痛。"余在临床中，用骨碎补治疗以下两种疾病，效果颇佳。

1. 慢性化脓性骨髓炎

某患者，男，18 岁，有急性期病史。患者左下肢髋关节处有一个疮面，流出稀脓，发病 4 年，经久不愈。

刻诊：疮面凹陷，局部红肿，灼热疼痛，苔白，脉细。

予以验方骨碎补 60g、猪精肉 60g，炖水，取汤连肉服，每天 1 次。同时以三味洗药，即黄柏 15g、蒲公英 30g、白矾 10g，外洗，麻蛇散外敷，连用 5 个月，疮面病愈。

2. 牙痛

牙痛有寒、热、虚、实之分。寒者宜温经散寒，麻附细加骨碎补；热者宜清热解毒，清胃散加骨碎补、金银花；血虚者宜调补气血，四物汤加骨碎补。最为难治的牙痛，是肾虚阳浮之牙疼。此牙痛，时发时止，发作时疼痛难忍，伴有面色潮红，舌淡嫩，脉寸关洪大，两尺弱。此时当用引火汤加骨碎补，因骨碎补性降，能补肝肾而收浮阳。

【医案分享】

王某，女，20岁。2018年6月24日初诊。

主诉：牙痛1个月。

病史：患者1个月来牙痛时轻时重，发作时灼热、肿胀、不能饮食，甚以为苦，牙医诊断为过敏性牙痛。

刻诊：舌淡苔薄，脉寸关浮弦，尺弱。

辨证：肾虚牙痛。

方药：引火汤加味。

熟地黄40g，天冬10g，麦冬10g，五味子10g，附子7g，炮姜10g，茯苓30g，肉桂3g，砂仁10g，龟甲10g，黄柏10g，人中白10g，琥珀5g，骨碎补30g，生姜10g，红枣6枚。7剂。

二诊：患者自诉疼痛明显好转，继续巩固，21剂痊愈。

十一

郁金消腹水，更能治癫痫

郁金，为姜科多年生宿根草本植物姜黄及缘姜、黄姜、白姜等植物的干燥块根，其味辛、苦，性寒，郁金入心、肝、胆三经，功能行气解郁、凉血清心、祛瘀止痛、利胆清黄。此药辛散苦降，功效奇异，临床运用广泛。它不仅用于气血瘀痛诸疾，且有开窍醒神、通关急救的效能，只要配伍得当，皆可获效。

1. 重用郁金治腹水

《本草经疏》载：郁金善入手少阴心经、足厥阴肝经，能通足阳明胃经。辛能散，苦能泄，故善降逆气。入心、肝、胃三经，故治血积。气降而和，则血凝者散。故余在临床中试用治疗肝硬化腹水多例，以重用郁金而取效。其用量一般 30 ~ 60g，腹水消退较快。主要机理在于郁金为气中之血药，可疏肝解郁，并有逐水消结之功。

【医案分享】

王某，男，37岁。2018年5月2日初诊。

主诉：腹胀，尿少，四肢乏力，神疲半月余。

病史：患者有肝硬化病史5年，半月前，自觉腹胀，尿少，四肢乏力，神疲，症状逐渐加重并伴有下肢水肿，在多家医院诊断为肝硬化腹水。予住院治疗，好转后出院，1周前症状加重，求治于余。

刻诊：形体消瘦，面色不华，腹胀如鼓，下肢水肿，小便短赤，大便溏，舌质红，苔白腻，脉沉细弦。

辨证：肝脾肾俱病，三焦气化不利。

方药：参芪丹鸡黄精汤加味。

黄芪30g，党参10g，白术20g，苍术10g，丹参20g，鸡血藤20g，生地黄15g，黄精10g，何首乌10g，郁金60g，牡蛎30g，鳖甲10g，柴胡10g，甘草6g，马鞭草20g，半枝莲20g，半边莲30g，生姜10g，红枣6枚。7剂。

7天后复诊：约后无明显效果且鼻衄。上方加白茅根、藕节、延胡索。继服7剂鼻衄消失，腹胀好转。此方连续服用3月，诸症消失，后以复肝散巩固治疗。

2. 重用郁金治癫痫

癫痫属于临床难症，主要与气血、痰火、肝风有关。痰火上逆、肝风内动、气血不和是主要病机。肝风内动者则频繁发作，痰火内盛者易大发作，气血亏损又易加重发作。在治疗癫痫时，痰是主要致病因素，故化痰可作为最主要的治疗方法。

余有一经验方——郁金散。

组成：郁金 180g，巴豆霜 9g，蜈蚣 24g，香附 60g，牛黄 3g，全蝎 24g，白矾 18g，大黄 100g。上药打散混匀，主治癫痫。用量为每次 1～3g，1 日 2 次。

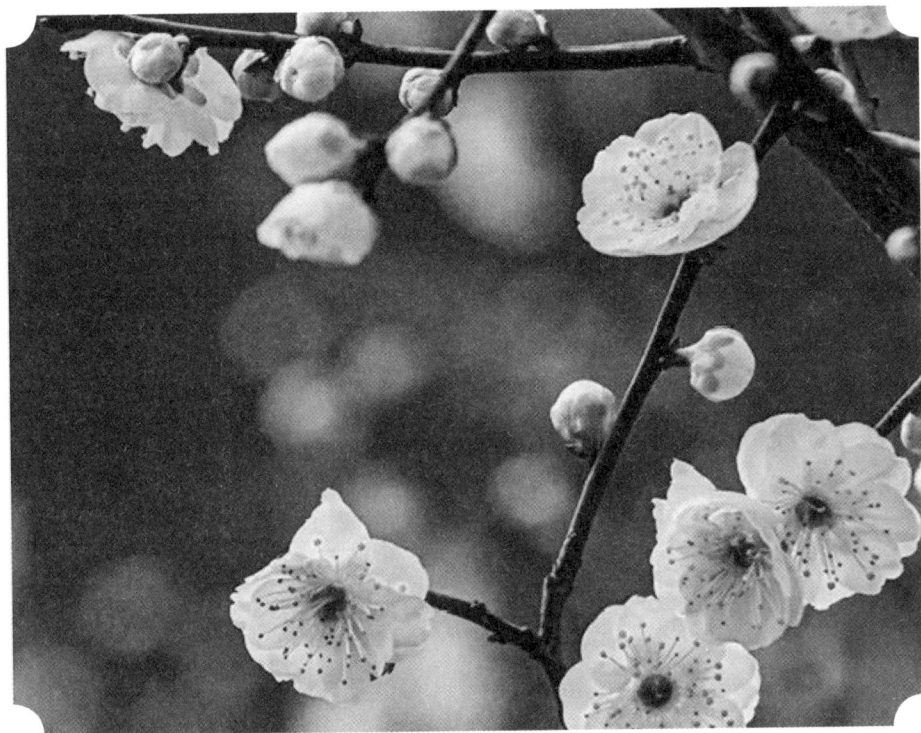

十二

白芥子外敷力强，善消皮内膜外之痰

　　白芥子，去冷气，安五脏，逐膈膜之痰，消癖化疟，降息定喘，利窍明目，逐瘀止痛。朱良春老师谓：此药能消能降，能补能升，助诸补药，尤善收功。白芥子化痰涎之力甚于半夏、南星，能消膈膜之痰。膈膜者，肺胃之间也，最易藏顽痰之处，故治疗肺、胃腺癌，余恒用之，一般用 20～30g。

　　白芥子外用治疗阴性肿块也有佳效。2 年前，邻居李某，76 岁，右胁下见一肿大结块，约 2cm 大小，按之石硬，偶感疼痛，局部叩之无热感，皮肤如常。在人民医院诊治，建议手术切除，患者拒绝，求治于余。余见其苔腻，考虑湿痰积聚，先予外治法治疗：取白芥子100g、黄药子 100g，碾细炒热外敷，一日两次，连续治疗 2 周，肿块消失。可见白芥子去皮里膜外之痰之效甚佳，无论是内服还是外敷皆有良效。

【医案分享】

佩某，女，28 岁。2018 年 5 月 12 日初诊。

主诉：乳房胀痛半年余。

病史：乳房胀痛半年余，在无锡某医院诊断为乳腺纤维瘤，既往有子宫肌瘤病史。

刻诊：乏力，畏寒，口稍干，大便可，腰部坠胀，舌淡胖有齿痕，脉沉弱。

辨证：脾肾两虚，痰瘀互结。

方药：自拟方。

党参 10g，白术 10g，茯苓 10g，甘草 6g，当归 10g，黄芪 30g，生地黄 10g，青皮 10g，陈皮 10g，鹿角片 10g，白芥子 20g，牡蛎 30g，水蛭 5g，生姜 10g，红枣 6 枚。14 剂。

以此方加减治疗 3 月余，复查 B 超，乳腺轻度增生。

十三

生南星内服消肺积止癌痛，外敷消瘰疬包块

　　生南星苦、辛、温，有毒，归肺、肝、脾经，有燥湿化痰、祛风解痉、消肿止痛之功效。历代医家认为生南星具有较强的毒性，而选用制南星。上海中医药大学胡建华教授认为，生南星经过煎煮后，毒性即消失。上海中医药大学为此做了动物实验，也证明了生南星生用安全。生南星在消肿止痛方面效果颇佳，但制南星无明显效果，这与现代的炮制漂洗有关，有效成分经过炮制后随之流失。生南星一般用量 20 ~ 40g 效果最佳。余在临床中大剂量用生南星时一般和防风配伍，防风能解南星的毒性，此经验来源于古方玉真散。古人非常聪明，用一味防风解南星、白附子的毒性。

　　生南星，《药性本草》载其"主癥"，《开宝本草》载其"破坚积、消痈肿"，《本草经疏》载其"破坚积，消痈肿，利胸膈，散血堕胎"。生南星与生半夏合用能化顽痰、老痰、风痰，故治疗脑瘤、淋巴瘤、

甲状腺瘤等能消肿散结，但要先煎一个小时。

生南星外敷可消瘰疬包块，余有一治发际疮外用方，其组成为：生南星一块，红醋（即食醋）适量。制作及用法：将生南星用醋磨汁涂于患处，一日 2 ~ 8 次。功用：散结、消肿、止痛。主治发际疮，疗效显著。

【 病案分享 】

范某，男，72 岁。2019 年 4 月 3 日初诊。

主诉：咽喉痒伴咳嗽 3 月余。

病史：患者 3 月前不明原因出现咽喉痒、咳嗽，在南京某医院诊断为右肺下叶结节。

刻诊：咽痒咳嗽，半夜 3 点易醒，难入睡，高血压史，脚肿，乏力，左肩膀麻木，口不干，大便可，舌淡苔白腻，脉细弱。

辨证：寒凝血瘀，痰饮内停。

方药：三生饮加味。

制川乌 5g，生南星 10g，半夏 12g，生姜 15g，附子 7g，防风 10g，黑小豆 10g，酸枣仁 20g，延胡索 10g，红参 10g，仙鹤草 30g，水蛭 3g，鱼腥草 20g，龙葵 20g，白英 20g，牡蛎 30g，乌梢蛇 20g，土鳖虫 10g，甘草 15g，蜂蜜 10g，生姜 10g，红枣 6 枚。14 剂。同时服用抗癌胶囊。

以此方加味治疗 3 月余，复查病情平稳，继用原方巩固治疗。

十四

误用旋覆花致水泻

古人曰："诸花皆升，唯旋覆花独降。"

一男性患者，47 岁，因风寒咳嗽在余处治疗，余予以金沸草散 7 剂。方中旋覆花，每剂用量 10g，因要包煎，7 剂共计 70g 包在一起，嘱其回家分 7 剂。患者回家后忘记，直接将旋覆花 70g 一起单煎，一次服完。2 个小时后，患者出现水样大便 3 次，即电话与余，余告之频饮淡盐水以善后。

此案当有两点启示：①作为医者，应交代清楚用药细节。②作为患者，当遵医嘱，而不致出现误差。虽闻患者因误服旋覆花导致水泻而惶感歉意，但也深感古人诚不我欺。

十五

天葵子善治肠结核、瘰疬

天葵子性味甘、苦，寒，入脾、小肠、膀胱经，功效清热、解毒、消肿、散结、利尿。余学习古人之法，如《医宗金鉴》五味解毒汤中用天葵子来解毒，治疗头面部诸疮疗效佳。据考证，天葵子善解三焦之火毒。另外，治疗头面部肿瘤时，可以把天葵子作为引经药使用。

余收集民间验方，民间中医有专门介绍天葵子散治肠结核、淋巴结核的经验，余临床试用，果有良效。

具体用法：天葵子适量，烤焦研末，每次服 10g，每日 3 次，可散结，抗结核。

【医案分享】

钱某，男，22 岁。2018 年 9 月 15 日初诊。

主诉：腹痛、腹泻 1 年余，加重 1 周。

病史：患者腹痛、五更泄，在多家医院诊断肠结核。予以抗结核治疗，疗效差，求助于余。

方药：验方天葵子散。

天葵子 500g，烤焦研末，加白糖 125g，每次服 10g，日三服，患者 3 个月后电话告知，腹痛、腹泻已愈。

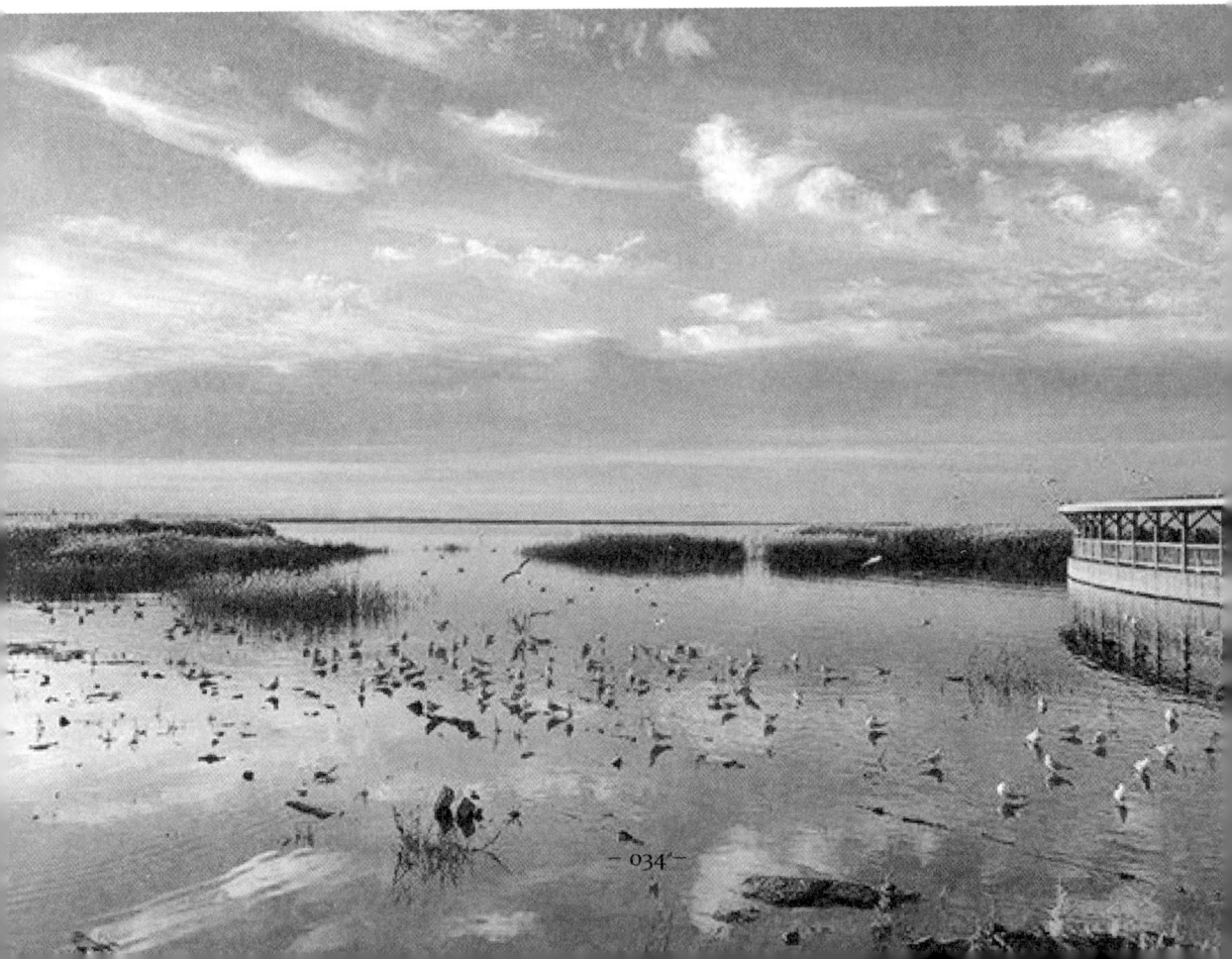

十六

皂刺善治乳痈及淋巴结肿大

李时珍云："皂角刺辛温而开关利窍，又能攻毒导滞，破瘀消肿，其直达病所，溃痈散毒之力尤著。"《医宗金鉴》代表方仙方活命饮，即用皂角刺消肿排脓。

余学习前人经验，在临床上重用皂角刺治疗乳腺炎、淋巴结炎，取效很快。

1. 重用皂角刺治疗急性乳腺炎

急性乳腺炎表现乳腺局部红肿热痛，时有伴寒热者，可用此处方：皂角刺 30g，鹿角片 10g，赤芍 10g，丝瓜络 12g，蒲公英 30g，橘核 15g，荔枝核 15g。

2. 皂角刺治疗淋巴结肿大

淋巴结肿大，常见于淋巴结炎，表现为颈部或腹股沟处出现肿块、硬结疼痛。余常用皂角刺，配穿山甲、夏枯草治疗。

【医案分享】

案1

张某，女，40岁。2018年6月20日初诊。

主诉：腋窝处突然出现疼痛1月余。

病史：患者腋窝处突然出现疼痛，遂至无锡某医院，诊断为腋窝淋巴结炎，给予抗生素治疗。3日后仍然疼痛，求治于余。

刻诊：腋窝处不红但肿、疼痛，活动受限，口干，舌苔白，脉细滑。

辨证：少阳郁热。

方药：小柴胡汤加味。

柴胡10g，黄芩9g，石膏30g，皂角刺60g，穿山甲5g，夏枯草30g，生姜10g，红枣6枚。3剂，疼痛消失。

案2

张某，女，50岁。2018年5月7日初诊。

主诉：左侧乳腺浸润性癌术后疼痛3月余。

病史：患者术后，局部皮肤破溃，范围1.2cm，左侧腋窝淋巴肿大，糖类抗原242为21.6U/mL，癌胚抗原为27.67ng/mL。乏力，口不干，大便 3～4 次／日，舌暗淡胖，脉沉弱。

辨证：余毒未清。

方药：仙方活命饮加味。

黄芪 30g，当归 10g，天花粉 10g，乳香 3g，没药 3g，白蔹 10g，皂角刺 30g，防风 3g，贝母 10g，金银花 10g，连翘 6g，生姜 10g，红枣 6 枚。20 剂。

创面用三味洗药外洗，外用生肌散外搽。

以此方加味治疗 3 月余，淋巴结消失，创面无疼痛，溃疡面大部分愈合。继续以原方巩固。

十七

半夏善治腺癌，咽喉疼痛也佳

半夏消肿散结，善治咽喉疼痛。《新医学杂志》1977 年一号刊曾介绍，治癌方基础上加生半夏、生南星各一两内服，取得了一定效果。余在腺癌中常用三生饮加生半夏，取其消肿散结、化痰攻坚之效。国医大师朱良春先生是擅用生半夏之高手，他曾说，半夏为痰核要药，治疗体内积块皆以生半夏为主药，配以海藻、昆布、夏枯草软坚消核，配以白芥子、贝母、僵蚕化痰通络，配以当归、丹参、紫背天葵活血消肿。

其次，半夏擅治咽喉疼痛。《神农本草经》谓半夏"主伤寒，寒热，心下坚，下气，喉咽肿痛，头眩胸胀，咳逆肠鸣，止汗"。张仲景在《伤寒论》中以麦门冬汤治疗火逆上冲，咽喉不利；以半夏厚朴汤治疗妇人咽中有炙脔；以苦酒汤治疗咽中生疮不能语言。半夏可治少阴病咽中痛，从诸条文中体会可知，不管痰湿阻滞所致，还是阴伤引起的疼痛，皆以半夏配桂枝、半夏配苦酒、半夏配麦冬、半夏配海藻。患者的自觉症状较多，如咽喉异物感，咽中灼热感，咽喉堵塞疼痛，咽痛失音，咽中有炙脔等。

关于生半夏是否有毒？答案是肯定的。生半夏生吃有毒，煮熟无毒。相当于江苏南部吃的芋头，生吃有麻辣味，煮熟了则无。保险起见，生半夏与等量的生姜或干姜同煎，可达解毒增效之功。

关于半夏能堕胎之说，见于陶弘景《名医别录》。但《金匮要略》中，干姜半夏人参丸专门治疗妊娠呕吐。日本汉医常用小半夏汤加灶心土治疗孕妇呕吐，皆证明妊娠不避半夏。现代的中药药典称孕妇禁用半夏，不知来源于何处，因医疗环境改变故慎用之。

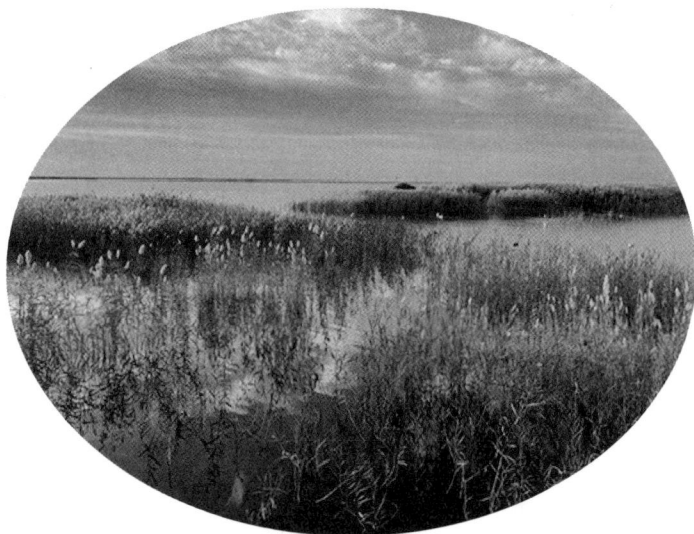

十八

瓜蒌乃乳房专药，治胁痛、降酶也有奇效

　　瓜蒌分为瓜蒌实和瓜蒌根两种。瓜蒌实就是全瓜蒌，一般医书介绍它们苦寒，其实全瓜蒌为甘寒，长于导痰浊下行。瓜蒌根是苦寒的，能泄热消渴，比如瓜蒌瞿麦丸。瓜蒌的两大主要功效，一个是善治胸胁疼痛，另一个是善降转氨酶。

　　《名医别录》中说，瓜蒌实味苦，性寒，无毒，主胸痹。《药证》载：瓜蒌实主胸痹，旁治痰饮。陈士铎更是圣赞此药，曰："瓜蒌一味乃陷胸之圣药。平人服之必致心如遗落。实在胸，非硝黄、槟榔、厚朴、枳壳可驱。"古代医家王朴庄提出"瓜蒌实能洞穿心气"之说，然而古人用药多以物形物，心脏从解剖结构来看，与瓜蒌形状比较相似。另外，女性的乳房，其形状与瓜蒌也类似，包括瓜蒌的内瓤结构与乳腺内结构相似，所以取其象形之意而治之。

1. 瓜蒌善治胸胁疼痛

孙一奎的瓜蒌红花散，即可治疗带状疱疹。很多医家都知道瓜蒌配红花能解除疼痛，但并不是所有的疼痛都能解决。它能解决以痰、热为主的胸胁疼痛。瓜蒌配薤白，主要是通阳泻浊，薤白既可以通胸中之阳，又可以散大肠之结（不论寒热均有效）。瓜蒌配黄连，小陷胸汤的成分。岳美中老先生圣赞瓜蒌配黄连为"胃肠峻快之剂"，常用于舌苔黄腻、大便干结或不爽者，作用不亚于大黄、芒硝。

2. 瓜蒌能降转氨酶

瓜蒌能降转氨酶，是余最近几年挖掘出来的东西。转氨酶高，在急性期或早、中期应以清热解毒为主。清热解毒，慎用苦寒，这是转氨酶高在急性期的治法。用夏枯草、垂盆草、平地木、蒲公英来降转氨酶，效果非常不错。

慢性肝炎后期，邪毒内伏，滞留脏腑，时隐时现，肝功能反复波动，症状时轻时重。余摸索出一个专方，专门治疗慢性肝炎的转氨酶升高，特别是舌苔厚腻者。转氨酶100以下不易降，转氨酶在500～1000的，可重用赤芍50～100g，加三七10g，在辨证基础上使用，降酶很快。慢性肝炎降酶专方：全瓜蒌、五味子、山茱萸、白芍、乌梅、山楂、黄芪、白术、甘草、丹参、苍术、鸡屎藤、平地木。对于大便干燥者，加重瓜蒌的剂量。

《金匮要略》云：治肝之法，补用酸，助用焦苦，益以甘味之药和之。补用酸，五味子、垂盆草，降转氨酶疗效确切，但容易反弹。余将五味子、山茱萸、白芍、乌梅、山楂这几个酸味药放在一起，用来补肝。另外，慢性肝炎的中后期都存在脾功能不好的问题，宜用黄芪、白术、苍术、甘草来建中健脾。丹参既能活血又能养血，一味丹参功同四物。另外，鸡屎藤、平地木，这也是余治疗慢性肝炎腹胀、转氨酶高的专病专药。

3. 瓜蒌善祛痰饮

瓜蒌祛痰饮，能导痰浊下行。一般治疗慢性肝炎转氨酶高用五味子。这个酸味药的使用指征是苔不腻，光红无苔者使用比较好。此时用五味子效果最好，不反复。但是当舌苔厚腻的时候，用五味子容易敛邪。舌苔厚腻者，可用瓜蒌配酸味药，补中带泻，无敛邪之弊，此时既能做到降转氨酶，又能导痰浊下行，起到画龙点睛之效。上面这个方就是余治疗慢性肝炎的专方，大家可以在临床中试用。

经常有人向余提问，为何看似辨证精准，但却有疗效不佳的情况。其实中医不传之秘在于剂量。中医有常与变。"常"就是常规的东西，"变"就是根据患者的情况灵活变化。比如大便干结的时候，瓜蒌可以用 30 ～ 50g。如果大便溏泄，瓜蒌可用 5 ～ 10g。这就是中医最精华的部分，两个字，"活"与"辨"。

【医案分享】

宗某，女，67 岁。2019 年 5 月 9 日初诊。

主诉：胁痛 1 月余。

病史：患者1月前患带状疱疹，1周以后疱疹消失，遗留疼痛。既往糖尿病病史。

刻诊：血糖7～8mmol/L，恶寒怕冷，右胁部疼痛，口不干，大便时干，舌苔薄腻，脉左关弱。

辨证：少阴厥阴合病。

方药：乌梅丸合麻附细。

乌梅10g，细辛3g，桂枝10g，党参10g，附子7g，干姜3g，黄连3g，黄柏6g，当归10g，麻黄3g，瓜蒌30g，红花15g，赤芍10g，鼠妇10g，血竭2g，甘草6g，生姜6g，红枣6枚。7剂。

二诊：药后疼痛好转，夜眠差，上方加酸枣仁20g、延胡索10g，续进。

三诊：药后仍有少许疼痛，上方加钩藤30g。

四诊：患者自诉疼痛基本消失。继用上方巩固治疗。

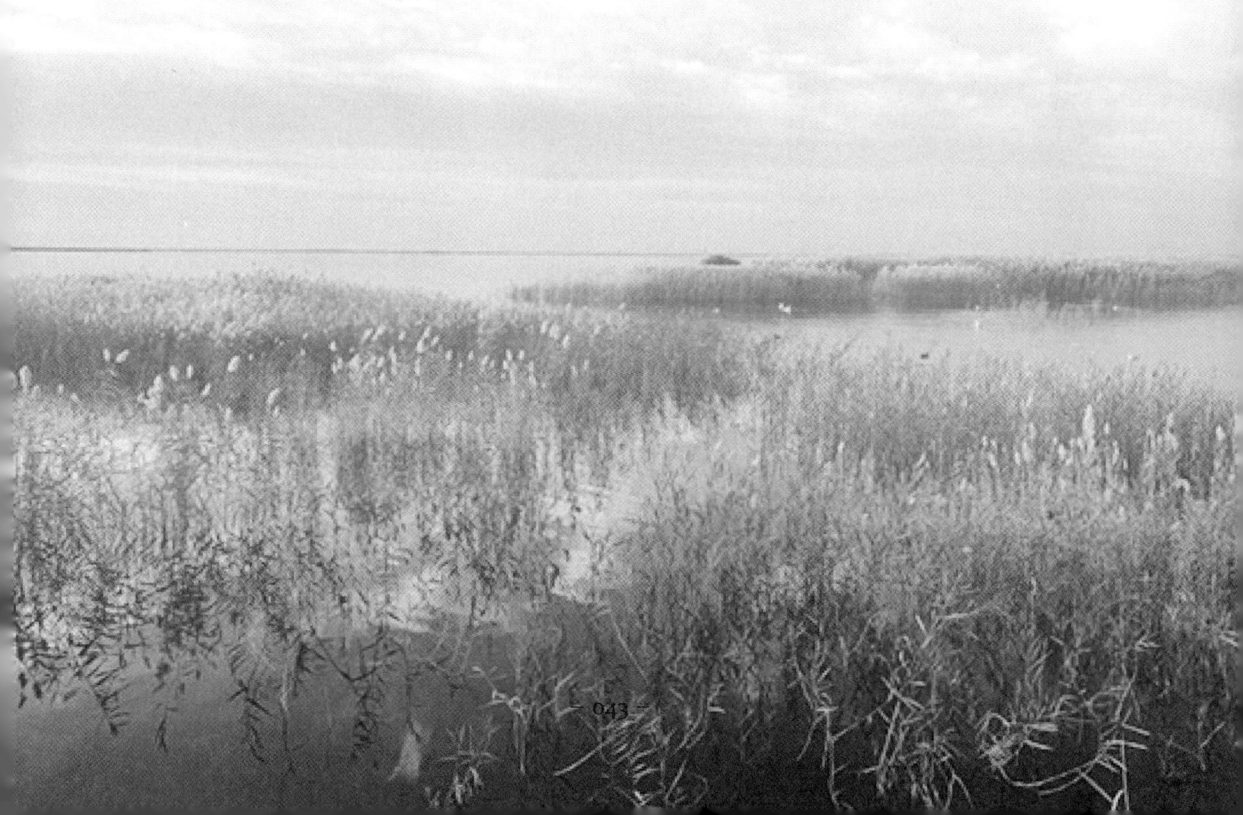

十九

桔梗能升能降，能散能泻

桔梗为排脓之要药。提起桔梗，我们首先想到的止咳效方，就是程钟龄《医学心悟》的止嗽散。这个止嗽散在咳嗽早期用效果非常不错，无论寒热均可用本方加减，其中的桔梗主要用以化痰止咳。

桔梗味苦、辛，性微温，入肺经，能祛痰、止咳、宣肺、排脓，主要用于咳嗽痰多，咽喉肿痛，肺痈吐脓，胸满胁痛，痢疾腹痛，小便不利等。《本草思辨录》载："桔梗味辛能散，苦能降，苦先辛后，降而复升，辗转于咽喉胸腹肠胃之中。"所以这个药能升能降，能散能泻。

《伤寒论》中张仲景用桔梗汤治疗少阴咽痛，用量为桔梗一两、甘草二两。以桔梗甘草汤治疗咽喉疼痛，主要机理是桔梗开提肺气，佐以甘草缓之，热散而痛止。所以凡是少阴咽痛或者少阳咽痛，皆可以在辨证方基础上加用桔梗、甘草。《外台秘要》载的桔梗白散，由桔梗、巴豆、贝母组成。余常用桔梗三份、巴豆一份、贝母一份，打成粉混匀，装入胶囊，以白开水送服，用于肺痈重症属于寒湿者，证见咳嗽、咳吐腥臭痰、胸胁心下满痛、拒按、不大便的，舌苔是白滑的，脉是沉迟或沉紧，脉实证实。这里用桔梗的意思，主要是开提气血，通窍宣滞。陈士铎的《本草新编》载桔梗能除上焦壅闭，除胁下疼痛，这两大功效基本上把桔梗的功效说得非常清楚了。

所以在临床实践中，余总结用桔梗白散治疗肺腺癌要掌握两个指征，一是痰涎壅盛，二是苔厚腻。此时可小剂量，一般下午服用较好，开始泻下不宜多，三五次就够了，超过五次者，服用冷稀饭一碗，可以止住泄泻。所以桔梗白散用好了，对肺部肿瘤有很好的疗效。巴豆的主要毒性物质是巴豆碱，巴豆减毒就是去油，可以用一张吸油很强的纸，放在桌子上，把巴豆打成散剂，连续几次碾压，去油渣即可。或者用烤箱把巴豆烤成黄色，碾碎，用吸油纸吸干也可。

此外，桔梗白散还可用于以下病症。

1. 急性喉痹，急性喉头水肿

用桔梗白散制成粉末，吹进喉部，3～5分钟后即呕吐大量痰涎，呕3～4次以后，会出现腹痛、腹泻3～4次，一般用药一次就缓解。

2. 肠梗阻

腹痛、呕吐、不排气、不排便，服用大黄6～8小时可泻下，服用甘遂3～4小时可泻下，用桔梗白散最快1小时左右排便。但桔梗白散只用于寒湿型的肠梗阻，实热型、气血亏虚型禁用。

用法：体质壮实者一次吞服 1g，若 3 ~ 4 小时后无效，再重复吞服一次，仍无效即改其他的方法。

3. 小细胞肺癌

治疗小细胞肺癌可间断服用桔梗白散，服药后常有黏痰如脓状出来，余常以千金苇茎汤加味。

30 年前余跟随朱良春老师学习，见朱老在治疗非特异性结肠炎中，屡屡应用仙鹤草配桔梗。后来专门就此探索桔梗在慢性肠炎中的应用。《丹溪心法》载：桔梗能载诸药上行，为舟楫之剂。当时只是理解桔梗是向上升的，配仙鹤草治疗脓血便。后来研读《金匮要略》桔梗汤、排脓散、排脓汤，清代陆久之的《古斋医书》等，都记载了桔梗排脓的功效。清代陆渊雷在《陆氏医论集》中这样记载："治逆方中，用桔梗能加速排脓。"《南方医话》蒋若新老中医有个经验，重用桔梗 20 ~ 50g，配白芍 15 ~ 20g，治疗慢性痢疾，或者非特异性结肠炎伴脓血便，皆可取得佳效，这是他家的祖传方。余验证于临床，大量脓血便，特别是伴有里急后重的，用桔梗甚于他药。前人的很多宝贵经验值得我们去发现，去珍惜，并发扬光大。

讲完桔梗白散，咱们再来单独讲讲桔梗。余在临床中也善用桔梗。一个是用于鼻窦炎，一个是用于痢疾，也就是慢性非特异性结肠炎。鼻窦炎称为鼻渊、脑漏，是一种顽固性疾病，主要以头目昏胀、鼻流脓涕、气味腥臭、嗅觉失灵为主症。治疗上以桔梗排脓为主，再配以葛根，《神农本草经》载"葛根排脓破血"。而桔梗治疗脓血便之理在于"开通肺气，宣气解郁于大肠，散而上行"。故桔梗亦善于治腹痛下利。

当今鼻炎的发病率逐年升高，如果不彻底治疗，很容易引起鼻窦炎，一般的方药无明显效果。余总结：在急性发作期可重用桔梗，而在慢性期可用桔梗配薏苡仁、茜草，能增强桔梗的排脓之力。

余常用于治疗鼻窦炎的经验方有两个。一方组成如下：桔梗30g，葛根15g，芦根30g，薏苡仁30g，桃仁10g，炒苍耳子10g，辛夷10g，白芷10g，薄荷5g，金银花15g，连翘15g，菊花10g。主要是千金苇茎汤合苍耳子散加味，重用桔梗。另一个方子，用于气血亏虚的鼻窦炎。患者面色㿠白，乏力，无神，用补中益气汤加桔梗、葛根来治。一般这两种证型的患者比较多。

余治疗结肠炎的经验方，急性期以葛根汤加薤白、桔梗，慢性皆以虚寒为主，以当归四逆汤加阿胶、桔梗。

【 医案分享 】

陈某，男，40岁。2019年3月4日初诊。

主诉：头痛伴流黄脓鼻涕6年余。

病史：慢性鼻炎6年。初起头痛鼻塞，后逐渐加重，流黄脓样鼻涕，腥臭难闻。在无锡某医院诊断为上额窦炎，给予穿刺、冲洗、药物等治疗，好转，不久又加重。

刻诊：黄脓鼻涕增多，嗅觉减退，乏力，舌红无苔，脉沉细。

辨证：少阴热化证。

方药：自拟方。

黄芪24g，玄参10g，桔梗30g，薏苡仁30g，茜草10g，金银花 15g，连翘 10g，葛根 15g，菊花 10g，白芷 10g，川芎 10g，生姜 5g，红枣 6 枚。10 剂。

10 剂药后黄脓鼻涕明显减少，继续使用 20 剂以后，诸症消失。

使用桔梗应注意：

（1）不能用于久咳。久咳当以当归代桔梗，咳嗽时间久不要用桔梗。

（2）历代医家皆认为桔梗量大容易引起呕吐，主要原因是其中含有桔梗皂苷，量大可产生臭味。研究表明，皂苷是一类较复杂的苷类化合物，与水混合振摇时可生成持久性的似肥皂泡沫状物。皂苷在植物界分布很广，许多中药例如人参、三七、知母、远志、甘草、桔梗、柴胡等都含有皂苷；中国从前用皂荚洗衣服，就是由于其中含有皂苷类化合物。研究还表明，有些皂苷还具有抗菌的活性或解热、镇静、抗癌等有价值的生物活性。口服皂苷易引起呕吐。余之经验在上额窦炎蓄脓证中，必须用 30g 桔梗才有效。而为了防止呕吐，一者久煎，另外可饭后服用。

二十

灵磁石明目定眩，疗中风心悸

灵磁石味辛、咸，性平，无毒，入肝、肾经，有镇静安神、潜阳纳气之功效。在临床当中，余常用磁石治疗白内障、耳鸣、眩晕、中风、心悸及怔忡等，疗效很好。

1. 白内障

白内障是老年常见病，一般考虑以手术为主。余在临床当中总结有两种类型：一种是瘀血型，方用桃红四物汤；一种是少阴虚寒型，方用麻黄附子细辛汤加减。无论何种类型，皆要加灵磁石和木贼，则取效甚捷。据考证，磁石能明目，益眼力。《圣济总录》中载其治疗"肾脏风虚，眼生黑花之证"，故治疗白内障有很好的疗效。

2. 眩晕

眩晕原因很多，但是以痰浊上犯者居多。临床表现为突发性眩晕、耳鸣、听力减退、视物旋转、恶心呕吐、舌苔厚腻、脉弦滑或弦数。眩晕分为两种类型，一是肝肾虚寒型，方用吴茱萸汤；一是痰湿中阻型，方用小半夏茯苓汤合泽泻汤。不管何种类型都要加灵磁石30～60g，同时配生龙骨、生牡蛎各30g，效果佳。

3. 中风

中风的病因，有的为风邪首中，有的为外风引动内风。余常用两个方，一个是小续命汤，一个是大秦艽汤。在这两个方的基础上，常加豨莶草、桑枝以通经络，另外还可加海藻、灵磁石这两味药，可达到潜阳、软坚之效。

4. 心悸、怔忡

心悸、怔忡不能自主，相当于西医的各种心律失常。在临床辨证中，心脾两虚者用归脾汤；心阳虚衰、水饮内停者用参附汤合苓桂术甘汤；瘀血内阻者用血府逐瘀汤。不论何种类型的心律失常，都要加用灵磁石30～60g，这样配伍，相得益彰。

5. 虚劳

虚劳分为气劳和血劳两种：气劳用补中益气汤，血劳用圣愈汤。在辨证基础上加灵磁石和附子，则效力宏大。这个为什么要加灵磁石呢？一是因为磁石含有铁，另外是因为气劳和血劳在一定程度上，都有虚火浮在上面，所以要用灵磁石来收，用附子来温。

6. 反复发作性疾病

反复发作性疾病，特别是过敏性疾病，比如荨麻疹、过敏性鼻炎后期，最后的巩固阶段一般都要加灵磁石。加磁石能预防复发，主要取其收敛统摄之功效，有时也和升麻鳖甲汤同用。

再阐述一点，用磁石主要是收敛浮阳，收敛浮越在外面的阳，而不至于上火。学生们跟诊时，经常看到余用附子时会配伍灵磁石，这即是温潜法。为什么附子要配灵磁石呢？因为用附子的，都是阳虚体质的患者。阳虚用附子，很容易虚火上灼，配上磁石以后，可纳火归肾，收敛浮游之火。这个经验是余学习上海清末名医祝味菊祝老的一个方法，他特别推崇用附子配灵磁石。关于失眠一症，临床不少医生见舌苔厚腻者会使用温胆汤，其中有一部分患者效果不错，有的效果差。余的理解是这样的：痰湿可以分表层与里层，如果在表层的痰湿，温胆汤疗效好；若属肾阳虚，不能气化者，其痰湿层面深，当在温胆汤基础上加附子、灵磁石、酸枣仁、远志；再进一步，若痰湿伤及肾精，当以大量熟地黄填精化痰，可取良效。

【医案分享】

周某，男，54岁。2019年5月21日初诊。

主诉：耳鸣伴眩晕5年。

病史：患者5年前因感冒后出现耳鸣，在医院诊断神经性耳聋。因西医治疗效果不佳，故求治于中医。

刻诊：耳鸣伴眩晕，口不干苦，时有腰酸，大便可，舌淡胖边齿痕，脉沉弱。

辨证：少阴水上冲证。

方药：半夏定眩汤加味。

半夏20g，泽泻15g，白术20g，茯苓30g，龙骨30g，牡蛎30g，灵磁石30g，葛根15g，红参10g，川芎10g，香附10g，陈皮10g，生姜6g，红枣6枚。14剂。

二诊：药后眩晕消失，仍耳鸣，继用金匮肾气丸改汤。间断加用龙骨30g、牡蛎30g、灵磁石30g、酸枣仁20g、延胡索10g、石菖蒲20g，治疗3月余，耳鸣消失。

二十一

琥珀安五脏，定魂魄，消瘀血，通五淋

琥珀气味甘，平，无毒，入心、肝、膀胱经。《本草纲目》载："琥珀能安五脏，定魂魄，消瘀血，通五淋。"这四句话是对琥珀精准的理解。余在临床当中善用琥珀，主要用于以下 4 种疾病。

1. 血淋

血淋是指小便出血伴疼痛。淋证有五种，即气、血、石、膏、劳淋，五淋当中血淋的主要症状是疼痛，多见于肾结石、输尿管结石、膀胱结石，会出现突然小腹疼痛伴血尿及尿痛。古代有一名方，叫神效琥珀散，就是以琥珀为君，配木通、车前子、茯苓、木香、阿胶、麦冬组成，是治疗血淋的专方。血尿属于离经之血，多属湿热，与心、肾、下焦关系密切，治疗当化瘀。因琥珀能利尿、通淋、活血、化瘀、止痛，故治血淋有特效。

余之经验，常用二至丸合导赤散，同时吞服琥珀粉 1 ~ 3g，止血效果显著，也可加入小蓟、侧柏叶炭。余还总结出一个效方——止血散，其组成为三七 10g、琥珀 10g、血竭 1g。不论吐、衄、痰中带血皆可使用。

2. 阴囊血肿

阴囊血肿常见于外伤或手术以后创伤，表现为阴囊或外阴肿胀疼痛，一般的凉血化瘀药效果都不好。琥珀善治阴囊血肿，其理是什么呢？因琥珀入肝经，绕阴器，它活血祛瘀的疗效甚于三七、云南白药。煎服用量一般 3 ~ 5g，余之经验亦可以琥珀 2g 冲服，每天两次，一般 3 ~ 5 次，可瘀肿尽消。

3. 产后儿枕痛

产后恶露不尽引起的小腹疼痛，俗称儿枕痛，在临床当中非常常见，一般以生化汤调治，有一定的效果。余单用琥珀 1.5g 冲服，一天两次，可达祛瘀生新之效，其效甚于生化汤。《日华子本草》载："琥珀能疗蛊毒，壮心，明目，磨翳，止心痛，癫邪，破癥瘕。"说明琥珀能消瘀安神定魂，故治疗儿枕痛疗效甚好。

4. 顽固性口腔溃疡

琥珀善于生肌敛疮。跟诊的学生经常会看到余在复发性口腔溃疡治疗中，加入琥珀 1 ~ 3g，可起到止痛消瘀之功效，还能生肌敛疮。

【医案分享】

范某，女，67 岁。2017 年 7 月 14 日初诊。

主诉：反复性口腔溃疡 5 年余，加重 1 周。

病史：患者 5 年来口腔溃疡反复发作，曾数次中西医治疗，效果差。

刻诊：多发性口腔溃疡，疼痛，口干，大便可，舌胖大苔白，脉两关弦滑。

辨证：寒热错杂证。

方药：甘草泻心汤加味。

姜半夏 12g，黄连 6g，黄芩 9g，干姜 3g，甘草 12g，党参 10g，石膏 30g，生地黄 15g，淡竹叶 10g，琥珀 5g，人中白 10g，生姜 6g，红枣 6 枚。14 剂。

药后溃疡消失，继以封髓潜阳丹善后。

二十二

代赭石平肝降逆，善疗高血压

代赭石一药，历代医家皆以平肝降逆为所擅长。如《伤寒论》第161条："伤寒发汗，若吐，若下，解后，心下痞硬，噫气不除者，旋覆代赭汤主之。"余在临床实践中，使用代赭石治疗以收缩压升高为主的顽固性高血压，在辨证的基础上恒加代赭石30～60g，可让血压平稳下降。其次，代赭石还可以治疗皮肤病，如神经性皮炎等。代赭石另外一个重要的作用是治疗癫痫。现代医者知之甚少。余在《新中医月刊》1976年第一号看到，有医家介绍，代赭石末冲服，配温胆汤治疗癫痫病数例，取得惊喜疗效。故余在临床辨证方基础上，也常用代赭石粉，一日两次，一次3g，可控制病情发作。余之经验来自于对《金匮要略》中风引汤的理解。风甚则频繁发作，故以石类填之，效果十分明显。仲景之法取之不尽，用之不竭，读仲景书，行万里路。

二十二

代赭石平肝降逆，善疗高血压

【医案分享】

张某，男，69岁。2018年12月19日初诊。

主诉：头晕头胀1年余，加重1周。

病史：患者有高血压10年，脑梗病史2年，血压一直波动在150/95mmHg左右，经常头晕头胀。

刻诊：头晕，胃胀，头疼，乏力，口干，舌苔白腻，脉冲。

辨证：肝气上冲。

方药：旋覆代赭汤合温胆汤加味。

半夏12g，茯苓30g，甘草6g，陈皮10g，黄连6g，枳壳10g，竹茹10g，龙骨30g，牡蛎30g，木香10g，代赭石30g，生姜10g，红枣6枚。14剂。

二诊：药后无头晕，血压平稳，舌苔减退，脉缓，继续以原方巩固治疗。

二十三

珍珠粉善治小儿喘咳

珍珠，味甘、咸，性寒，归心、肝经，具有镇心安神、清热息风、明目去翳、生肌敛疮之功。其外用之功甚多，特别是治疗黄褐斑，常用珍珠粉配白茯苓、白僵蚕、白丁香与蜂蜜同调外敷。内服常用来治疗肝阳上亢之高血压，常与石决明同用。治疗小儿喘咳，古今医家文献记载甚少。余于20年前看到郑州王大璋先生家传珍珠粉专治小儿各种肺炎的报道，遂对珍珠粉进行了研究。

考：珍珠甘、咸，性寒，有泄热定惊、镇心下痰等功用，故可用于肺经郁热、痰喘惊抽等症。民间用本品治疗麻毒内陷，郁闭于肺之气喘鼻煽者。据古法记载，因珍珠质硬不易粉碎，以豆腐同煮，然后取出研磨成粉或用火煅研磨成粉备用。一般剂量，6个月～1岁，每次服0.15g；1～3岁，每次服0.2g，每日1次。余之经验，对于风热闭肺之喘咳常用四味散，即珍珠粉、薄荷、蝉衣、地龙作为基本方。

【医案分享】

毛某，女，3岁。2018年12月7日初诊。

病史：患儿发热2天，体温38.9℃，烦躁口渴，咳有痰声，气急明显。舌红苔黄，脉洪滑数。

刻下：听诊肺部可闻及湿性啰音。医生建议住院治疗，孩子家长坚持要求服用中药。

辨证：痰热郁肺，肺失肃降。

方药：麻杏石甘汤合千金苇茎汤合四味散。

麻黄1g，杏仁6g，石膏10g，甘草3g，桃仁3g，冬瓜子6g，薏苡仁6g，芦根6g，珍珠粉1g，蝉衣6g，薄荷2g，地龙3g，生姜2片，红枣3g。3剂。

二诊：服药1天，热势减退，烦躁减轻。继服3日。

三诊：诸症大有好转，继服1周，诸症消除。

二十四

钩藤为解痉止痛要药

钩藤属平肝息风之品，常用于高血压的治疗。在治疗高血压时，余一般在辨证基础方上，加用钩藤 30g、牛膝 24g。

余临证以来，善用钩藤治疗各种疼痛，如胁痛者，钩藤与木贼同用，疏肝通络；痛经者，在辨证基础上加用葛根、钩藤。

1. 解除肾结石疼痛

肾结石引起的疼痛属于输尿管痉挛所致，余采用木香 15g，厚朴 10g，枳壳 30g，白芍 15g，在此基础上重用钩藤 30g，可止痛于顷刻之间。其机理在于钩藤解除肌肉痉挛之力强，故止痛有佳效。

2. 治疗坐骨神经痛

坐骨神经痛是一种临床常见病，常见的腰腿疼痛以大腿后侧、小腿后外侧和足部外侧的疼痛为主。中医的治疗原则是活血、散寒、除湿、止痛。余常用三藤汤，即钩藤 30g，鸡血藤 30g，伸筋草 30g，在辨证的基础上加用，疗效甚佳。

3. 治疗久咳

名老中医祝谌予发掘的验方，发现钩藤、薄荷两味药沸水冲泡后代茶频饮，治疗多例咽痒喉干、久咳不愈的患者。因钩藤甘寒，息风解痉而轻清透热，薄荷辛凉，清热透表而芳香疏风。二药相伍，清肺平肝，疏风清热，利咽止咳。

二十五

石菖蒲开窍治口疮，善治耳聋与带下

石菖蒲，辛、苦，温，归心、胃经，其功效为开窍醒神、化湿和胃、宁神益志，多用于治疗中风痰迷心窍、失眠、健忘、耳鸣、耳聋等。

1. 石菖蒲善于治疗鹅口疮

此药治疗鹅口疮的功效今人很少知之。《重庆堂随笔》载：石菖蒲，舒心气、畅心神、怡心情、益心志，妙药也。清解药用之，赖以祛痰秽之浊而卫宫城，滋养药用之，借以宣心思之结而通神明，降心火。鹅口疮多为心脾积热、秽浊内蕴之证。小儿易得之。故以石菖蒲10g煎水漱口，1日1剂，一般2～3次见效。重者可用鼠妇、硼砂、冰片、黄柏研末外涂。余曾用此方治疗数百例鹅口疮，均可达到药到病除之佳效。

【医案分享】

王某，女，1岁。2019年5月12日初诊。

主诉：舌内生疮3天。

病史：患儿3天来拒食，哭闹，伴流涎，检查发现口腔黏膜多发白色斑块状，诊断为鹅口疮。舌苔白厚，脉细滑数。

予以菖蒲10g煎水漱口，外涂口疮散，1日后好转，3日痊愈。

2. 石菖蒲善治带下

石菖蒲善于开窍，可疗失语证。余常用血府逐瘀汤去牛膝，加猪牙皂、木香、大黄、石菖蒲。

带下证主要是湿，与脾、肾关系密切，专病专药余选石菖蒲。

考：石菖蒲芳香而散，能祛湿逐风，消肿止痛，善疗带崩胎漏。故治白带余选完带汤加石菖蒲，黄带者治以白头翁汤加石菖蒲，皆有良效。

3. 石菖蒲治疗耳鸣耳聋

肾开窍于耳，肝经绕耳。故耳鸣耳聋，实证在少阳，虚证在少阴。实证治以柴胡加龙骨牡蛎汤，虚证治以麻黄附子细辛汤。在此基础上加用专病专药——葛根、川芎、石菖蒲、香附。

【医案分享】

陶某，女，58 岁。2019 年 4 月 29 日初诊。

病史：耳鸣 3 年，耳朵堵，时轻时重，在多家医院诊断为神经性耳鸣。

刻诊：口不干苦，大便可，舌暗苔薄腻，脉沉细。

辨证：少阴病。

方药：麻黄附子细辛汤加味。

麻黄 3g，附子 7g，细辛 3g，葛根 30g，石菖蒲 20g，川芎 10g，香附 10g，酸枣仁 20g，延胡索 10g，白蒺藜 10g，菊花 10g，丹参 20g，生姜 5g，红枣 6 枚。7 剂。

二诊：药后无明显好转，时有腰酸，上方加鹿角 10g，继续治疗。

以上方治疗 28 天后，耳鸣消失。

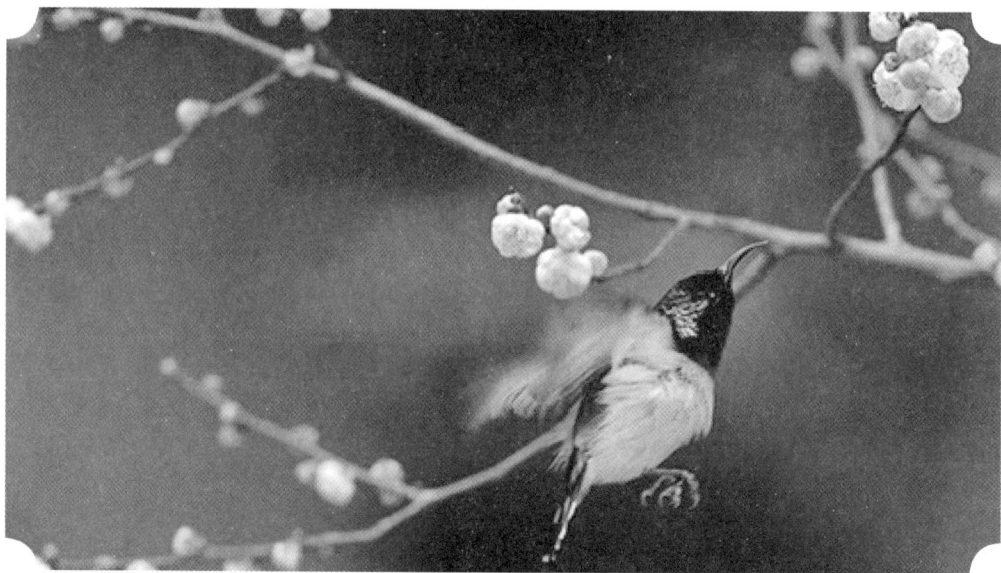

二十六

菟丝子补肾益精，善治闭经与黄褐斑

菟丝子味甘、辛，气平、温，可升可降，其功效为坚筋骨，除腰膝冷痛，强阴气，止阴寒之泄精，为补肾经虚寒之药。《神农本草经》主续绝伤，补不足，强阴坚骨，治男妇虚冷劳伤，腰膝冷痛，消渴热中，泄精尿血。余在临床中运用菟丝子治疗黄褐斑、闭经，疗效颇佳，现分享经验如下。

1. 菟丝子善治黄褐斑

黄褐斑亦称肝斑，是发生在面部的常见色素沉着性皮肤病，以女性多见。黄褐斑的产生，主要有两种情况：一为气血不荣，二为气滞血瘀。前者当用补中益气汤，后者当用血府逐瘀汤。余从古籍中受到启发。《神农本草经》载："菟丝子气味辛平无毒，主续绝伤，补不足，益气力，肥健人，汁去面黑干……"《药性赋》载：菟丝子"驻颜","令人多子"。经余临床验证，菟丝子不仅可以补肝肾，益精髓，尚有宣通百脉、柔润肌肤、消斑之功。根据黄褐斑出现的部位进行加减：鼻梁加苍术、白术、枳壳；额头加黄连、肉桂；左颊加柴胡、白蒺藜；右颊加桑白皮、菊花；下颚合用桂枝茯苓丸；上唇加鹿角霜、紫石英。在此基础上加专病专药：菟丝子、凌霄花、桑叶、僵蚕、白芷。以此法治疗多例黄褐斑均有良效。

2. 菟丝子善治闭经

闭经是常见的妇科病，临床中多因气血不足、肝郁肾虚、寒凝气滞致冲任不调、胞脉不通而发此病。余在临床中治疗时首先分虚实。实证者，当用五积散，攻之开之；虚证者，当用四物汤、二仙汤，温之养之，在此基础上重用菟丝子30g，以宣通百脉，阴阳双补，调和冲任，使胞脉通畅，月经来潮。

余在临床中，常与沙苑子、补骨脂、枸杞子同用，治疗男子遗精遗尿，女子带下稀水，皆有良效。在治疗男性不育症中，余常用名方五子衍宗丸，其组成为：菟丝子、枸杞子、五味子、覆盆子、车前子，种子类中药具有促进精子再生之效，是补肾固精之要方。

【医案分享】

芦某，女，34岁。2019年5月30日初诊。

主诉：颜面部黄褐斑伴乏力1年余。

病史：患者经常感到乏力，腰酸，怕冷。

刻诊：面部褐色斑块，以前额部多见，乏力腰酸，舌淡苔白，脉右寸弱。

辨证：气血不荣。

方药：补中益气汤加味。

红参 10g，黄芪 24g，当归 10g，陈皮 6g，柴胡 5g，升麻 5g，白术 10g，附子 5g，灵磁石 30g，菟丝子 30g，僵蚕 10g，白芷 10g，生姜 10g，红枣 6 枚。14 剂。

以此方加味，共服用 42 剂，黄褐斑消失。

二十七

紫河车善治心脏病与哮喘

紫河车民间俗称"胎盘",味甘,气大温,无毒。《神农本草经》称之为上品,能疗诸虚百损,痨瘵七损,五劳七伤,骨蒸潮热,喉咳咽哑,吐衄赤红,体瘦发枯。陈士铎云:"紫河车,人得此胞而生身体,自然可得此胞而生气血也。"《本经逢原》载:"紫河车禀受精血结孕之余液,得母之气血居多,故能峻补营血。"

1. 紫河车治疗心脏病

余之经验,在治疗心血管疾病当中,特别是早搏、风心病的杂音、扩张型心肌病,在辨证的基础上加用紫河车,疗效非常突出,故总结出紫河车是治疗心脏病之要药。考其机理,紫河车大温,但非大热之品。大温则生精,精能化气,气化则肾水上济于心,水火既济,生化功能才能正常。然余在治疗心脏病时常常与鹿茸同用,可以大补精血，补奇经。

2. 紫河车治疗哮喘

虚喘方：蛤蚧 1 对，高丽参 10g，紫河车 10g，打粉，姜汤为引，每次 6g。1 日 1 次。

此方为哮喘巩固方，可以减少复发。

【医案分享】

石某，女，35 岁。2019 年 5 月 20 日初诊。

主诉：哮喘 1 年余，加重 1 周。

病史：患者 1 年前因为药物过敏出现哮喘，经过治疗后好转，1 周前因感冒哮喘复发。

刻诊：呼吸困难，胸闷，口干口苦，大便可，舌淡胖边齿印，脉沉弱，已绝育。

辨证：少阴热化证。

方药：麻黄附子细辛汤加味。

麻黄 3g，附子 5g，细辛 7g，炮姜 10g，五味子 10g，全虫 6g，柴胡 10g，龙胆 6g，牡蛎 30g，杏仁 10g，生石膏 30g，平地木 15g，丹参 20g，檀香 3g，砂仁 10g，胎盘 3g，鹿角片 10g，生姜 5g，红枣 6 枚。7 剂。

二诊：药后哮喘止，继续以原方巩固治疗。

二十八

鹿角善治多囊卵巢与骨刺

鹿角能补肾阳，益精血，强筋骨，行血消肿。《神农本草经》载："鹿角，主治恶疮，痈肿，逐邪。"《本草经疏》载："鹿角，咸能入血软坚，温能通行散邪，咸温入肾，补肝，故善治腰节痛。"

余在临床当中主要应用于以下3个方面。

1. 鹿角治疗乳腺炎

乳腺炎，余一般用鹿角粉2g冲服，一天一次，连服3～5天。因为鹿角性热，能补肾助阳，兼活血化瘀，可治疮疡肿毒，乳痈等。余另有一方，赤芍甘草汤，也能治疗乳痈。二者都能治疗乳痈，那有何区别呢？鹿角粉治疗的乳痈，一般局部表现很热，但全身是寒的，舌头是淡胖的，脉象细弱。陈瑞山老先生有个家传方，专门治疗乳腺炎、乳腺增生、乳腺纤维瘤及乳腺癌，就是以鹿角为君，配红花、核桃仁（焙成灰），和面粉调和后做成丸药，治疗乳腺增生或乳腺炎或者乳核，疗效非常好，对乳腺癌也有一定的疗效。可见鹿茸治疗疮疡肿毒疗效佳。当体质较壮实，舌红、脉弦滑数时，选用赤芍甘草汤。

2. 鹿角善治骨质增生

骨质增生属于老年性常见病与多发病，西医俗称骨质退行性病变，表现颈背腰痛或者足跟痛。因为骨质退化，又产生新骨压迫周围组织引起疼痛，劳累后更容易发作。中医将其归纳为"痹症"的范畴，治疗之法当从督脉求治。骨刺顾名思义，骨头生刺，闭阻督脉，故以温肾壮督通络作为治疗大法，以鹿角片配威灵仙、狗脊、补骨脂、骨碎补、鸡血藤来配伍治疗骨刺，疗效佳。

3. 重用鹿角治闭经

闭经从虚实来辨，最常见的病机有气血亏虚、寒凝闭阻、瘀血阻络等。西医的多囊卵巢综合征是以闭经、多毛、痤疮三联征为特点，主要表现为闭经的同时伴有畏寒肢冷、舌淡胖、脉沉弱等一派虚寒之象。余认为，多囊卵巢是很多卵泡不能正常发育，呈幼稚卵泡状态，像小的青葡萄，永远长不大。卵泡要发育成熟，精血是基础，阳气是动力，如果阳气不足，卵泡就不能正常发育。余认为多囊卵巢综合征的根源是先天不足，肾阳虚损，寒凝血结，在治疗上必须大补先天，滋养后天，故养血补肾为大法。在治疗上以鹿角为君，合四物汤补血或五子衍宗丸补肾，加胎盘大补先天，配龟甲大补任督。多囊卵巢综合征切记不能活血化瘀，活血化瘀基本上没有明显效果，宜养血、补先后天、补任督二脉，此为治疗大法。

4. 鹿角、鹿茸、鹿角胶、鹿角霜的区别

鹿角可以代替鹿茸，唯补性减弱而善于行血消肿，多用于阴疽疮疡、乳腺肿痛，研末冲服 1 ~ 3g，煎服 5 ~ 10g。鹿角胶温补肾阳，益精养血同鹿茸，但其温性也减，而增以养血止血之力，专治虚寒性的血证、再生障碍性贫血和阴疽内陷。熬胶后所剩骨渣为"鹿角霜"，其温补肾阳、益精血之功虽小犹存，但温通之力大增，又可收涩，也不滋腻。

在临床中，乳腺纤维瘤用一般辨证方法治疗疗效差，余采用软坚散结之法，重用鹿角霜、牡蛎、三核（橘核、荔枝核、山楂核）效果好。再生障碍性贫血，余常用鹿茸 20g，黄酒 2 斤，浸渍 1 周服用。每次 30mL，1 日 3 次。

【医案分享】

云某，女，23 岁。2019 年 3 月 14 日初诊。

主诉：闭经 3 月余。

病史：患者肥胖，无明显诱因出现闭经，在无锡某医院诊断为多囊卵巢综合征，建议用激素治疗。

刻诊：闭经，末次月经 1 月初，口不干，舌淡苔白，脉两尺弱。

辨证：肾精亏虚，胞宫失养。

方药：四物汤合二仙汤、五子汤加味。

　　熟地黄 10g，当归 10g，白芍 10g，川芎 10g，仙茅 10g，仙灵脾 30g，菟丝子 30g，女贞子 20g，枸杞子 10g，巴戟天 10g，胎盘 3g，鹿角片 10g。14 剂。

　　上方坚持服用 49 天，月经来潮，继续以上方巩固治疗。

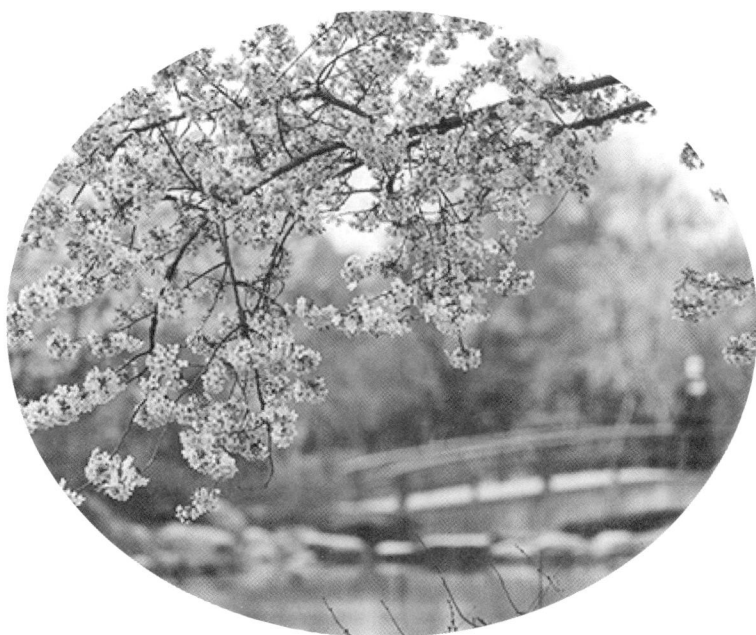

二十九

百合善治痛风，疗胃痛及咯血

陈修园在《医学实在易》中载紫苏、百合可治不寐，取其"朝开暮合""朝挺暮垂"，能引阳归阴之意。百合甘而微寒，归心、肺二经，有清心安神之功。《本草求真》云："（百合）能敛气养心，安神定魄。"常用于热病后余热未尽，神思恍惚，烦躁失眠，莫名所苦之"百合病"，如百合知母汤、百合地黄汤即是。

百合的临床应用主要是以下 5 个方面。

1. 百合治疗百合病

百合病是什么，尚不能确定，但其症状主要是以口苦、小便赤、头痛等神经系统的病变为主症。张仲景在《伤寒论》中提出六经之治法，脉浮当以汗解，脉沉实当以下法解之；瘥后复发热，以小柴胡汤为主，而百合病攻、汗、和皆非所宜，故以百合地黄汤主之。百合入肺，可清气中之热，生地黄解毒凉血，清血中之热，气血之热得清，邪气得解。

2. 百合善治痛风

痛风是嘌呤代谢障碍引起的高尿酸血症，以足大趾关节红肿疼痛，伴尿酸增高为主要特点。余常用木防己汤加百合 30g、车前子 15g、山慈菇 10g、土茯苓 60g 治疗痛风，对改善症状、降低尿酸有非常好的效果。肺朝百脉，百脉热除，诸痛消失。故此方加入百合，治气中之热，兼可通利二便，降尿酸；百合入肺胃，降肺胃之气，肺气降则胃气和，则诸气俱调。

3. 百合善治胃痛

焦树德老先生有三合汤，百合配乌药，为一合汤，治疗胃脘疼痛。因为"诸气郁，皆属于肺"，胃脘疼痛跟气郁关系比较密切。百合能补中益气，故适用于日久不愈，正气渐衰的胃病患者。百合配乌药、荔枝核也是余治疗胃痛、慢性胃炎、糜烂性胃炎的一个非常好的配方。假如给患者用半夏泻心汤治疗胃痛、疼痛不见好转的时候，可以在半夏泻心汤的基础上加百合 30g，乌药 10g，百合和乌药的比例必须是 3:1，这样疗效是最好的。百合配乌药主要是调气，荔枝核散结。假如胃痛、胃胀仍然不缓解，我们用第二个处方，加入高良姜、香附，用良附丸来治疗。若胃痛还不缓解，舌偏紫暗，则需要加入蒲黄、五灵脂。

4. 百合善疗支气管扩张引起的咯血

余常用三白汤，以百合 15g、百部 15g、白及 15g、天冬 10g、麦冬 10g、蛤壳 9g，可以治疗肺肾阴虚引起的咽干，痰中带血的支气管扩张症。

5. 百合主脏躁

脏躁是女同志常见的一种症状，以悲伤欲哭为主症，常规用甘麦大枣汤。甘麦大枣汤用于脏躁轻症，重症需百合地黄汤合甘麦大枣汤治疗，可取得非常好的效果。常用量百合 15g，生地黄 30g，浮小麦 30g，甘草 20g，甘草用量一定为 20g，因为肝苦急，急以甘味补之，一味甘草就可缓肝之急。

【医案分享】

牛某，女，39 岁。2019 年 3 月 29 日初诊。

主诉：半夜经常出现晕厥 3 个月。

病史：患者素来体质虚弱，3 个月来无明显诱因，夜间小便时出现晕厥，畏寒，心慌气短，胃部有饥饿感，便秘，口干，舌淡苔白，脉细弦。

诊断：百合病。

方药：百合地黄汤加味。

百合 30g，生地黄 30g，浮小麦 30g，甘草 10g，生姜 5g，红枣 6 枚。14 剂。

药后未再出现晕厥，口干、便秘好转，继续以上方巩固。

三十

熟地黄填精化痰，可以止泻

熟地黄味甘、微苦，味厚气薄，阴中有阳，大补精血，滋培肾水，填骨髓，益真阴，补肾中之元气，养五脏之元精，乃补血益精之要药。明代大医张景岳为善用熟地黄第一人，他论述熟地黄之要言为"精是形的基础，形由精生，无精则无形"。故张氏说："然则精血即形也，形即精血也。"张氏认为"熟地黄味甘微苦，味厚气薄，沉也……大补血衰，滋培肾水，填骨髓，益真阴，专补肾中元气，兼疗藏血之经……"

治疗慢性肠炎以熟地黄为君，伍黄连、黄芩；治疗风寒感冒以熟地黄配荆芥、防风；治疗肾阳虚损以熟地黄配桂附等，非临床功底深者，不能体悟其中奥妙之处，此经验出自《景岳全书》。清代傅青主、陈士铎也是善用熟地黄的医家。陈士铎先生的《本草新编》有载："熟地能生血益精，长骨中脑中之髓。真阴之气非此不生，虚火之焰非此不降。"名方引火汤系其代表方，其中熟地黄为君。

《中药临床手册》谓：熟地本品性滋腻。如果血虚、肝肾不足而伴有脾胃运化不良，应用熟地黄时，可与理气之品如陈皮、砂仁等配伍，能减少其滋腻碍胃之性，这就是后世医家熟地黄拌砂仁的理论根据。余在临证之初因虑熟地黄之滋腻，剂量一直未敢突破，用量在10～20g，且加砂仁10g，疗效不佳。现在看来，砂仁配熟地黄，纯属臆想。熟地黄之腻，不可能因拌砂仁而解决脾胃消化问题。因为熟地黄需要久煎，而砂仁需要后下，如果熟地黄拌了砂仁同时入煎，砂仁之性早已挥发殆尽，一无法起到减少熟地黄滋腻之用，二无法影响脾胃的运化作用。

另外，对于苔腻的问题，很多医家皆从三焦祛湿分利，有的效果可以，有的基本无效。余刚入临床不久时，曾遇一复发性口腔溃疡患者，苔腻，便干，脉濡细，投以甘露饮，重用生地黄30g，熟地黄60g，加人中白，7剂后溃疡消失，14剂后，苔净。后又遇数例苔腻患者，有的咽喉疼痛，有的咳嗽，皆重用熟地黄而取效。余对熟地黄大量使用之理，是从清代吴鞠通的三焦辨证理论中悟出："治上焦如羽（非轻不举），治中焦如衡（非平不安）；治下焦如权（非重不沉）。"熟地黄大量质重，直入下焦，填精，精化气，气化则水化，故能去厚腻苔。

1. 重用熟地黄治黄疸

【医案分享】

杨某，女，75岁。2018年12月6日初诊。

主诉：皮肤巩膜黄染伴厌食、恶心、腹胀 1 月余。

病史：在浙江嘉兴人民医院诊断胆囊癌，予以手术引流后中医治疗，疗效差。经朋友介绍到余处治疗。

刻诊：面色黄而晦暗，皮肤、巩膜暗黄，精神困倦，食少纳呆，右胁下隐痛，大便正常。舌苔白腻，脉沉弱。

辨证：肾精亏虚，阳虚寒凝。

方药：茵陈术附汤加熟地黄。

熟地黄 30g，茵陈 10g，白术 20g，附子 10g，干姜 3g，炙甘草 6g，肉桂 3g。

查前医处方以茵陈蒿汤与栀子柏皮汤加味。余根据四诊诊断为阴黄，以茵陈术附汤加熟地黄 30g 治疗。1 周以后患者精神明显好转，食欲佳，黄疸渐退，苔脉较前明显好转，继以原法巩固 3 个月后黄疸完全消失，以香砂理中善后。

【临证心悟】

黄疸分为阳黄和阴黄两种。阳黄者以解毒为先，疗效胜于茵陈蒿汤。阴黄者，书中介绍用茵陈术附汤，但往往疗效不佳，究其原因，阴寒凝滞，胆汁不循常道，郁而发黄，根在肾，标在肝。治疗重点在于填补肾精，精能化气，气化津液出入正常，故熟地黄配附子，阴中求阳，少火生气。

2. 重用熟地黄治多囊卵巢综合征

【医案分享】

梁某，女，28 岁。2016 年 8 月 30 日初诊。

主诉：闭经 1 年余。

病史：患者闭经 1 年余，曾在多家医院诊断为多囊卵巢综合征。医院予以达英-35 治半年，月经仍然未潮，故来中医门诊治疗。

刻诊：闭经，形体肥胖，面色㿠白，口不干，下肢冰冷，舌胖苔白腻，脉沉缓弱。

辨证：肾精亏虚，阳虚寒凝。

方药：四物汤合肾四味加味。

熟地黄 60g，当归 30g，白芍 10g，川芎 10g，菟丝子 30g，枸杞子 10g，巴戟天 15g，仙灵脾 30g，仙茅 10g，紫河车 10g，鹿角片 10g，白术 60g。14 剂。

以此方加味治疗 9 个月，月经正常来潮，随访无反复。

【临证心悟】

多囊卵巢综合征，闭经伴肥胖或痤疮为其主要表现。B 超可见多个未成熟的卵泡。余思之：为何卵泡不能正常发育？乃先天肾阳不足，宫腔天寒地冻，在治疗上应大补精血暖宫调冲任，重用熟地黄（30 ～ 60 ～ 90g）是关键，同时当补先天，故加用紫河车、鹿茸。

3. 重用熟地黄治疗真寒假热证

真寒假热证主要表现为咽喉疼痛，发热，口干，下肢怕冷，舌淡胖有齿痕，脉沉弱，以引火汤加味。

处方：熟地黄 90g，山茱萸 15g，麦冬 10g，茯苓 30g，五味子 10g，牡丹皮 10g，泽泻 10g，肉桂 3g，附子 10 g，人中白 10g，龟甲 10g。

4. 重用熟地黄治疗虚喘证

喘证大多虚实夹杂，遇外邪以后诱发而加重。凡见喘证脉涩者，以熟地黄 90g，当归 21g，杏仁 10g，桃仁 10g，地龙 15g，甘草 6g 治疗效果佳。重用熟地黄，既能化痰又能止喘又能填精，一药三用。

5. 熟地黄开胃进食

陈士铎谓熟地黄为开胃之圣品。所以能开胃进食，是因为"胃为肾之关"，肾水旺而胃之津液自润，故肾气足则胃气亦足，肾气升则胃气亦升也。故余常用引火汤治疗厌食症。

6. 熟地黄止泻

熟地黄止泻为医家所不知，盖熟地黄之滞腻，其性滑湿故也。然遇精亏作泻,用之屡奏奇功。《本草思辨录》载:熟地甘温,大补肾中精气,凡下焦虚损,大便滑泻,他药不效者,单服熟地可以止泻,但须用60～90g。若少用之,反能致闷,且无效也。熟地黄之能治肾泻,与白术之能治脾泻,作用虽殊,功效则一也,余因世医忌用,故表而出之。

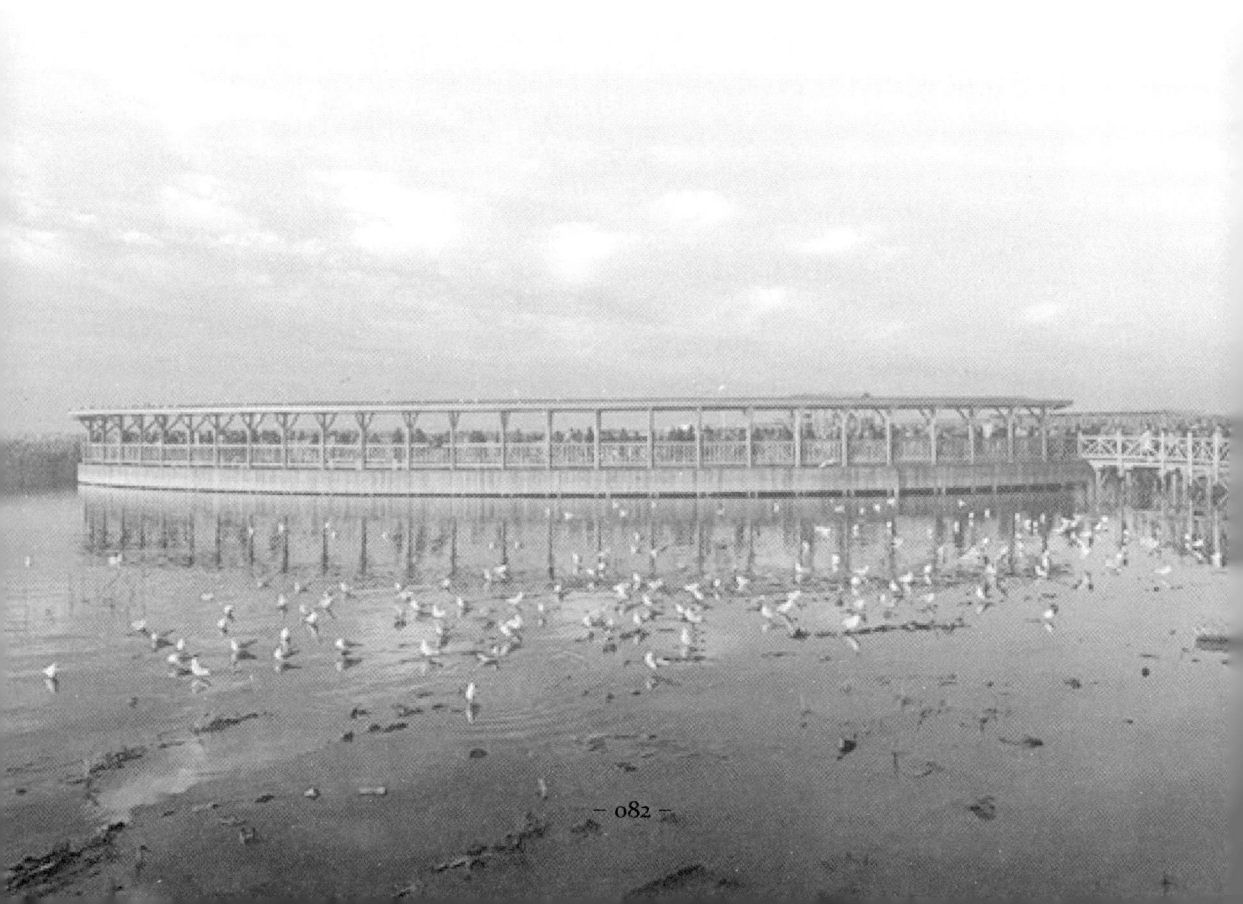

三十一

阿胶补奇经，善治任脉之病

《伤寒论》少阴病篇："少阴病，得之二三日以上，心中烦，不得卧者，黄连阿胶汤主之。"此方当属少阴热化证方，也可称为黄连阿胶汤证。它与防己地黄汤相对应，同样治疗失眠，黄连阿胶汤重在折火，防己地黄汤重在凉血清心，一个在气的层面，一个在血的层面。余效法古人对阿胶的使用是独具匠心，现分享如下。

1. 阿胶补任脉、降冲脉以治奇经之病

历代医家皆把阿胶作为滋阴补血、止血安胎之药。而余从黄连阿胶汤证体会出，黄连直折心火，阿胶堪补任脉。叶天士医案中对阿胶的应用非常广泛，如在《临证指南医案·肝风》篇肝阴虚所致内风，《临证指南医案·咳嗽》篇水亏热气内侵之咳嗽，《临证指南医案·咽喉》篇肝阳化火所致咽喉痛痹，《临证指南医案·脱》篇阴阳不合欲

脱之象，《临证指南医案·癥瘕》篇郁伤液涸、阳升痛胀之小腹部位起瘕，皆应用阿胶。余思其法，广用阿胶可治任脉、奇经之病，如甲状腺功能亢进、哮喘、慢性结肠炎、肠癌等。

2. 阿胶补肺阴、滋肾水以治喘

读古代医案治喘，重用阿胶者众，而后医者，治喘用之甚少。清代名医喻昌在《医门法律》中所载清燥救肺汤，该方应用阿胶主要补肺阴，润肺燥，对气阴两伤、燥邪伤肺之证具良好疗效。

久喘之人，标在肺，本在肾，与任脉、冲脉关系密切。此时夹寒化热，无不伤阴。阿胶既可补肺阴又可补肾阴，还可补任脉降冲脉，滋阴补血润燥，一药多用。故在治疗上以补肾为先，重用阿胶。根据患者体质，寒者合用干姜甘草汤，热者合用千金苇茎汤，可得佳效。

咳喘在临床非常常见。急性期以化饮降气，祛寒为先；缓解期以补肺益肾，治本为要。故急性期之后，余在辨证方基础上加用阿胶，取效甚捷。

【医案分享】

杨某，男，70岁。2016年10月20日初诊。

主诉：咳喘伴呼吸困难25年，加重10天。

病史：在无锡某医院诊断为慢性支气管炎继发感染，肺气肿。给予抗感染等治疗好转。

刻诊：仍呼吸困难，活动后加重，口干，小便多，便干，舌质偏红，苔腻，脉寸关弦滑，尺弱。

辨证：上实下虚证。

方药：引火汤加味。

熟地黄 60g，天冬 10g，麦冬 10g，五味子 10g，桃仁 10g，杏仁 10g，郁李仁 10g，天花粉 20g，冬瓜子 30g，红参 10g，蛤蚧 1 对。7 剂。

二诊：药后呼吸困难好转，但仍不能下床，故在上方基础上加阿胶 15g。

三诊：患者自诉喝含阿胶的中药 3 剂后，呼吸困难已经消失，继续以此方巩固。

三十二

甘草善疗脏躁，外用可治疮痈肿毒

　　中医大夫开方都常加甘草这味药，主要是取其味甘，调和诸药之功。最近余在温习仲景《伤寒论》时，发觉仲景对于甘草运用比较独到，其用法耐人寻味，且用量颇重。如桂枝甘草汤治"发汗过多，其人叉手自冒心，心下悸，欲得按者"；炙甘草汤治"伤寒，脉结代，心动悸"；四逆汤治"大汗，若大下利而厥冷者"。几个用甘草组成的方剂，都是治疗心气虚，甚至心阳衰微的，患者病势至此，已十分危险。在上述几个方剂中，仲景以甘草来补土建中缓急。炙甘草汤以甘草命名，足以说明甘草在方中所起的重要作用。又如伤寒阳明经证，大热渴饮，仲景用甘草组成之白虎汤来治疗。阳明经证是感染性热病已经到了相当危险的阶段，那甘草在白虎汤里所起的作用是什么？余非常欣赏《本草备要》载甘草之说："入和剂原则补益，入凉剂原则泻邪，入汗剂原则解肌，入峻剂原则缓正气。"答案在此。从仲景《伤寒论》中，余体悟出甘草几大功效：补中气，缓急，补土伏火，泻火解毒。

关于甘草生用、炙用的问题，讨论如下：

甘草"生用清热解毒，炙用补中"之说，是我们中医的共识。但从仲景在白虎汤、调胃承气汤中皆用炙甘草，《肘后备急方》治喉痹方亦用炙甘草可知，炙甘草也有清热解毒的作用，《脾胃论》载"炙甘草泻火热而补脾胃中元气"。张锡纯先生云：甘草"生用胜于熟用，若入汤剂，仍煎熟用，不若为末服之为愈"。其实甘草以生用为佳，炙用则效力很可能减弱。

现代药理实验证明，甘草有类糖皮质激素样作用，久服有升压及滞钠之弊，故余用甘草，常与茯苓、泽泻等利水药同用，或短期大量使用起效后逐步停用。此外，长期服用甘草可出现腹痛、麻木、呕吐、嗜睡等，故临床应该减量或停用。

1. 重用甘草治脏躁、夜啼

2018 年夏，一哺乳期妇女因患脏躁来求诊，同时诉婴儿时有夜啼证，余给予甘麦大枣汤治疗母亲脏躁，婴儿吃乳，一周后告之母女二病皆愈。后遇婴儿夜啼皆用甘草而取效。舌赤加栀子，易惊加蝉衣、钩藤，不管何种原因引起的夜啼皆药到病除。《医学入门》载甘草："生用，泻胃火，解热毒，除胸中积热。"而夜啼之疾多责于心火、胃火，故单味甘草即可效也，常用量 3 ~ 6g。正如经典所述："肝苦急，急食甘以缓之，肝欲散，急食辛以散之。"

2. 甘草外用擅治疮痈肿毒

春夏之季，毒虫出没，常遇孩子被虫咬而就诊，轻者红肿疼痛，重者易危及生命。自古以来，有许多单方验方治疗此病效果很好，如蜈蚣浸香油外涂，严重者可用蜈蚣粉 3～5g 冲服。余临床 30 年来常用经验方独角散，即甘草 100g，微波炉加热后打粉，与凡士林以 1：1 调成稀糊外敷，患者两日一次，一般 1～2 次后肿毒全消。此方外敷还可治疗疮痈肿毒，同样效果非凡。所以中医博大精深，重在挖掘整理，反复验证，从而造福一方百姓。

三十三

白术能利小便治肾著

余常对古籍钻研思考，例如什么是肝著，什么是脾约，为什么肾著汤不用附子。

首先要理解白术这一味药。白术能健脾燥湿、固表止汗、安胎。《唐本草》载："白术能利小便。"《本草正义》载："（白术）能燥能滋润津液。万无伤阴之虑，大剂量使用既补脾之体，又滋脾之阴，能培土治水。"古代的张石顽，又称白术"能散腰脐间血"。白术不仅健脾燥湿，更有利水散血之长，因此仲景将腰部重着、腰部冷，用"肾著"一词来命名。

余认为湿邪进入人体有四个层面：第一，在表之湿，一般用麻黄加术汤合五皮饮；第二，湿邪在肌肉层，选用肾著汤，白术的主要功效是利腰脐间水气；第三，湿邪在肌肉深层，用附子汤治疗，寒湿多伴有肾阳虚；第四，寒气湿邪入骨，一般用乌头汤。四个层面展示了仲景对湿气药的应用。

肾著汤（甘姜苓术汤）为什么不用附子？首先，从症状讲，没有肾阳虚的症状。其次，白术并非健脾燥湿，而是散腰脐间水气。

仲景用白术治疗风寒湿痹，"湿家身烦疼，可与麻黄加术汤"。比如"伤寒八九日，风湿相抟，身体疼烦，不能自转侧，不呕不渴（不呕，病不在少阳；不渴，病不在阳明），脉浮虚而涩者，桂枝附子汤主之；若大便坚，小便自利者，去桂加白术汤主之"。还有"风湿相搏，骨节疼烦，掣痛不得屈伸，近之则痛剧，汗出短气，小便不利，恶风不欲去衣，或身微肿者，甘草附子汤主之"。均取白术祛风寒湿痹之功效。故余总结出用白术的两个指征：①身体疼烦、骨节疼烦；②腹重、腰重、头重。如果出现这两个指征，即可用白术，出现兼烦，兼身重，即可用白术。

另外一个问题，思考"心下坚，大如盘，边如旋盘，水饮所作，枳术汤主之"。对于"大气一转，其气乃散"，仲景有两个方：一个是桂枝去芍药加麻黄细辛附子汤，一个是枳术汤。心下坚，大如盘（蛙腹）指的是现代的肝硬化腹水，肝硬化腹水受寒后引起的表证，用桂枝去芍药加麻黄细辛附子汤，可上下表里宣通温散，汗出如虫行皮中，如没有表证的症状时，用攻坚燥湿法，即枳实配大量的白术。大量的白术治疗肝硬化腹水。很多医家解释为土能治水，其实远远不止。余理解白术的意义：①去腰脐间水；②利小便；③土能治水。在合方的基础上剂量要大，药后腹中变软即可。

关于白术还有几点需要阐述：

（1）用法讲究：生用主要健脾燥湿，炒用健脾利水，炙用（蜂蜜）滋阴生津。

（2）从舌苔来判断：舌苔厚腻用生白术，舌淡胖有齿痕用炒白术

（土炒），舌红少苔用蜜炙白术。若有大量腹水，白术配蝼蛄，白术用量一般 30g，腹水时可用 60 ~ 100g。

肾著汤的脉象是沉弦。若两尺弦紧，一般选麻黄附子细辛汤。

肾著汤的临床应用总结如下：①仲景主要用于治疗寒湿腰痛，故余治疗腰痛常用。②治疗男性精子不液化，精子受寒后不液化。③治疗女性白带清稀，肾著汤加白芷、鹿角霜、露蜂房、龙骨、牡蛎，治疗女性寒湿引起的白带清稀带下症。④治疗遗尿，余常用麻附细加肾著汤，疗效确切。⑤治疗寒湿型的慢性结肠炎，可用吴茱萸配熟地黄加甘姜苓术汤，疗效显著。

本方临床应用广泛，我们用经方的时候，只要各种疾病伴腰痛，舌胖大有齿印或者舌苔白腻伴腰痛，皆可以肾著汤作为底方。余最常用的配伍是麻黄附子细辛汤配肾著汤。

【医案分享】

柴某，女，43 岁。2019 年 4 月 21 日初诊。

主诉：腰痛 1 月余。

病史：患者 1 月前出现腰痛，活动不灵，在某医院诊断腰椎间盘突出，给予止痛治疗，效果不佳，求治于余。

刻诊：腰痛，口不干，眠可，小便多，舌苔白腻，脉两尺弦紧。

辨证：肾虚寒湿闭阻。

方药：麻黄附子细辛汤加味。

麻黄 3g，附子 5g，细辛 3g，干姜 3g，茯苓 30g，白术 20g，韭菜子 10g，菟丝子 10g，威灵仙 20g，牛膝 9g，秦艽 9g，生姜 10g，红枣 6 枚。14 剂。

药后腰痛明显好转，继用上方 1 个月，疼痛消失。

三十四

人参善补土健脾，定惊悸

人参在《伤寒论》中使用广泛，余读之体会有四。

一是在汗、吐、下之后，因亡其津液，此时当救阴。若渴欲饮水，口干舌燥者，白虎加人参汤主之；若汗、吐、下后，脉微，肢冷，心动悸者，仲景用通脉四逆汤加人参、四逆汤加人参、附子汤之类强心复脉。正如《本草备要》载：人参能大补元气，添精神，生津液，久病气虚将脱者必用。故人参为强壮药。

二是用于治疗心下痞硬、不食、呕吐或喜呕、心烦悸者。如理中汤、半夏泻心汤、生姜泻心汤、甘草泻心汤、吴茱萸汤。若腹中痛或欲呕，可选用桂枝人参汤、黄连汤；腹胀满者，可选用厚朴生姜半夏人参汤、干姜黄芩黄连人参汤之类，噫气除痞。

三是用于治疗虚羸少气，竹叶石膏汤证。

四是用于治疗少阳证，这里用人参主要用于截断，防止邪入三阴，小柴胡汤证。

余总结人参的使用要点如下：

在使用人参时关键还是看脉诊，凡脉见弦、紧、滑、数有力者皆属实证，慎用人参；凡脉见虚、大、迟、缓、涩、弱、细、结、代等诸虚不足者，可大胆应用。在参类选择方面，党参因补气健脾力弱，一般只用于脾胃；太子参平补，一般用于儿童疾病的治疗，湿热重者也常选太子参；珠儿参阴虚有热者选之；在肿瘤、糖尿病治疗中宜选用人参，因为人参补脾生津养神之力非常强，故用人参效果较好，用党参代之效果差；在心血管疾病治疗中用高丽参，因高丽参性味甘，微温，其力甚厚，气雄壮，主胃肠中冷、吐逆、调中。张山雷云：高丽参对脾肾虚寒，真阳衰微及中气不振，阴寒诸症，功效最捷，特别能通血脉，振奋阳气，故多用来治疗心悸、胸闷等症。

三十五

五倍子善治尿蛋白与出血症

五倍子，味酸、涩，性寒，归肺、大肠、肾经，具有敛肺降火、涩肠止泻、固精敛汗、止血疗疮之功。《本草纲目》载其"敛肺降火、化痰饮、止咳嗽、消渴、盗汗、呕吐、失血、久痢、黄病……敛溃疮、金疮、收脱肛、子肠坠下"。五倍子因有酸涩之性，故余学习无锡民间老中医之法用于出血证有良效。

1. 五倍子治疗出血证

明代医家方约指出崩漏三法：塞流、澄源、复旧。所以治疗出血，塞流是关键。因五倍子寒凉之性、凝胶之质，敛收酸涩，一物多用，临床中凡遇暴急出血，如肺胃出血、妇女崩漏，皆可以五倍子单味投之，皆可起到快速止血的效果，功效显著。用法：单味五倍子15g煎汤，或五倍子装成胶囊，每次3～5g，每日2～3次。

2. 五倍子治疗顽固性尿蛋白

顽固性蛋白尿经久不消者，可用五倍子装胶囊，每次 3g，每日 3
次，部分患者有良效。

3. 五倍子治疗痔疮肿痛

余常用五倍子 15g 配瓦松 30g，一般连用 3～5 天。此方来源于
《寿世保元》，余在此基础上加三味洗药：黄柏、蒲公英、白矾，外用
效果甚佳。

【医案分享】

王某，男，32 岁。2018 年 12 月 20 日初诊。

主诉：肛门肿痛 3 天余。

病史：有外痔病史 2 年，时发时止。

刻诊：近 3 天来肛门疼痛，活动障碍，自诉肛门外一肿物如鹌鹑
蛋大小。

予以五倍子 15g、瓦松 15g、黄柏 10g、蒲公英 30g、白矾 10g
外洗。每日 1 次，每次 20 分钟。7 天后肿痛全消。

三十六

赤石脂善疗胃病、肾虚久利

余在临床中经常用到赤石脂。它味甘、酸、涩，入肾、大肠经，主要用于下焦不固之下利不止、便血、脱肛。

赤石脂是一种红色高岭土，因质地非常黏腻而得名。《本草求真》载："（赤石脂）甘温质重，色赤，入下焦血分固脱，兼溃疡收口，长肌生肉。明目益精，化恶血，通脉络，得活血化瘀。"《本草思辨》载其味酸入肝，能补髓益脑，能益胃，因为质地黏能和胃阴，性燥复扶脾阳。张仲景应用赤石脂有四个方：第一方桃花汤，治便血下利，取其固涩之功效；第二方赤石脂禹余粮丸，利在下焦，故以固涩为主；第三方乌头赤石脂丸，用于心痛彻背、背痛彻心之证，其组成为川椒、乌头、附子、干姜、赤石脂，赤石脂的主要功效是收敛养血，此方可以用于胸腺瘤或者胃癌的疼痛，不局限于冠心病，可以用于胃部肿瘤及胸部肿瘤，或者胸腺肿瘤引起的疼痛，效果非常好；第四方风引汤，四个字——除热瘫痫，这个方要多讲几点。

风引汤主要由以下药物组成：

（1）矿石类药：寒水石、生石膏、滑石、赤石脂、白石脂、紫石英。这些药都是寒性重坠之药，主要是潜肝阳，清上炎之火。

（2）龙骨牡蛎：主要是潜阳、收纳之功效。

（3）干姜配桂枝：补中阳，温中阳，其味辛温，与寒性药相伍可以中和而避其伤胃。

（4）还有一类药就是大黄——通阳明。余经常提出来就是开太阳、降阳明，开太阳就是把太阳毛孔打开，降阳明就是用大黄、芒硝这一类药通下，恢复气机的功能。

（5）赤石脂配干姜，主要是用来保护胃黏膜，以防矿石类药伤胃。

这个方看似非常庞杂，很乱，各个医家解释都不一样。余认为，风为百病之长，内风引动外风，内外勾结，狼狈为奸。风引汤重在一个"填"字，以金石类药填空窍，犹如中国的古长城，外风受阻，不能深入，内风孤而无缘，便可一举消灭。

风引汤，余在临床中广用治疗肠癌、中风、高血压等。

赤石脂，余在临床实战中主要用于 3 个方面。

1. 赤石脂治疗胃及十二指肠溃疡

胃及十二指肠溃疡主要表现为疼痛、出血、反酸三大症状。用赤石脂，可达到一药多用之效。《本草蒙筌》载其"味甘，性辛，无毒，凡溃疡者可以收口长肉，同时止血止塞"。所以胃及十二指肠溃疡，余常选用黄芪建中汤，或桂枝汤、小建中汤，在疼痛时加用赤石脂，止痛效果比较快，因赤石脂善于敛疮止血止痛。

另外，赤石脂制酸力非常强。制胃酸我们常常选用黄连配吴茱萸即左金丸，或乌贝散（乌贼骨配贝母）来治疗，临床也有一定效果。余在临床中反复实践，发现赤石脂可以迅速止酸。余有一个经验方——赤石脂散，由赤石脂250g、降香30g、香附60g、白芍60g、甘草60g、牡蛎250g组成，每次5~6g，每日2~3次，主治胃及十二指肠溃疡。

2. 赤石脂善于止泄

久泄者，下元不固也。所以在慢性非特异性结肠炎中，余常用肉桂配赤石脂，一辛一酸，一散一收，相畏相成，力量更强，可治疗久泄、久痢、久带。本书所有涉及十八反、十九畏以及超过国家药典剂量的用法，均需在精准辨证的基础上进行使用，万勿莽用。

3. 赤石脂治疗眼结膜溃疡

赤石脂可入血分，善于消瘀止血，生肌敛疮，故使用赤石脂，能对眼结膜溃疡起到生肌敛疮的作用，起效较快。治疗结膜溃疡，余有一张非常重要的方子，由石决明、赤石脂、夏枯草、川芎、黄芩、细辛、甘草组成。

关于赤石脂的用量：轻症一般用30g，重症伴出血者常用至60g。

【医案分享】

杨某，男，39岁。2018年10月12日初诊。

主诉：胃部反酸半年余。

病史：患者半年前因饮食不慎，导致胃部反酸，在多家医院诊断为慢性胃炎，食管反流。中西药治疗效果不佳。

刻诊：面色萎黄，精神差，半夜胃部不适，反酸，睡眠，大便不成形，口不干，舌苔薄腻，脉左关弱。

辨证：厥阴病。

方药：乌梅丸加味。

乌梅10g，细辛3g，当归10g，黄连1g，黄柏3g，红参10g，干姜3g，肉桂3g，制附子5g，酸枣仁12g，延胡索10g，赤石脂30g，甘草6g，生姜5g，红枣6枚。10剂。

二诊：患者自诉，药进3剂，胃酸消失，睡眠好转。

以此方治疗30天，诸症消失。

三十七

五味子善降酶，消炎效果极佳

中草药治疗肝炎，对降低转氨酶效果特别显著。谷丙转氨酶是衡量肝炎轻重的重要指标。

急性肝炎转氨酶高，余常用垂盆草60g、当归10g、红枣5枚煎服。

慢性肝炎转氨酶长期不正常者，可用北五味子3g，打粉，1日3次，蜂蜜调服。舌苔薄者，降酶效果比较快，但是容易反弹，不能突然停药，需要逐步减量。对于舌苔厚者，与瓜蒌合用，可达到收中有散之效。

肾盂肾炎、膀胱炎等泌尿性感染，余常用小柴胡汤合栀子豉汤加五味子，主要取其发中有收、收发自如之效，消炎效果很快。

【医案分享】

张某，女，32岁。2019年6月21日初诊。

主诉：小便疼痛2天。

病史：患者2天前无明显诱因突发小便疼痛，口干，舌苔薄白，脉细弦滑。

辨证：少阳证。

方药：小柴胡汤加味。

药：柴胡10g，黄芩6g，栀子3g，五味子10g，酢浆草30g，滑石10g，甘草3g，生姜10g，红枣6枚。2剂。

患者电话告知，1剂疼痛减，2剂症状消失。

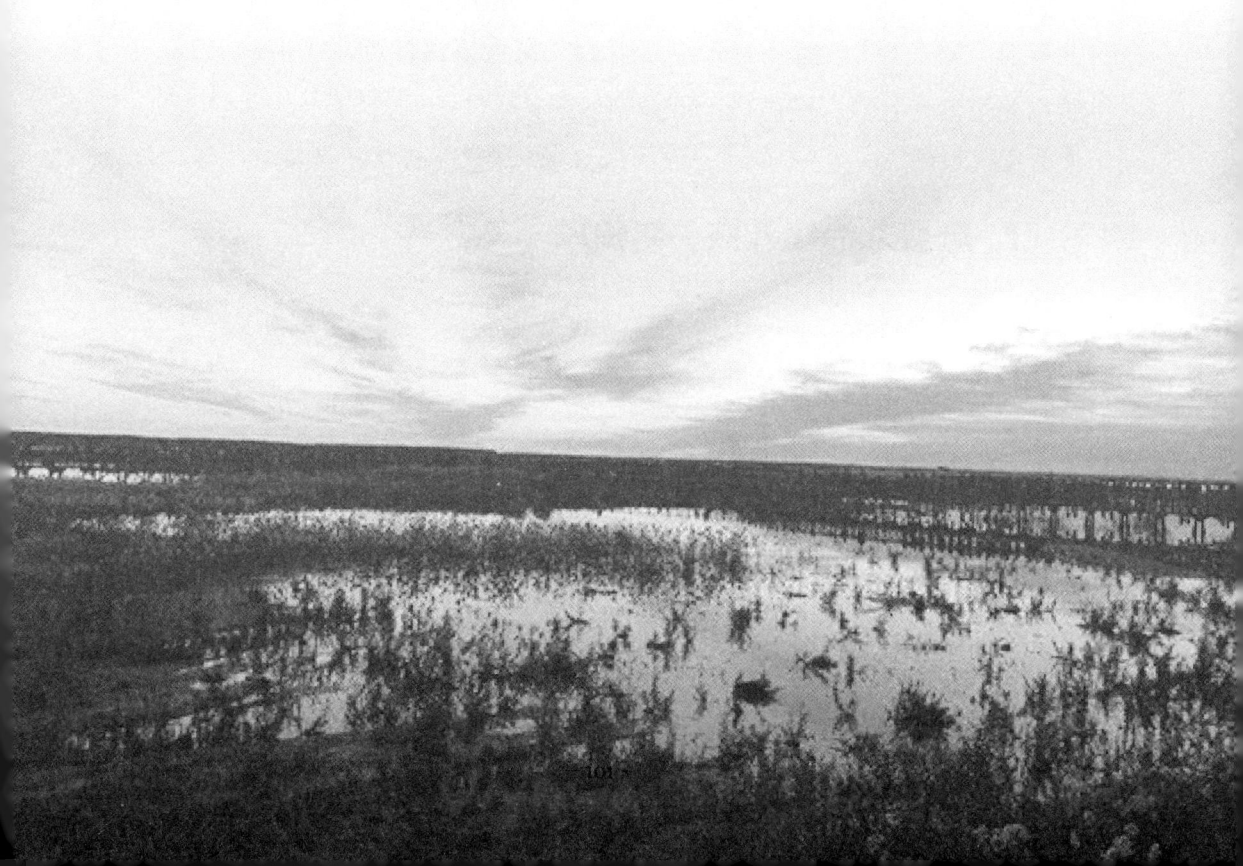

三十八

斑蝥逐瘀破积，善疗肿块及疮痈肿毒

斑蝥，《神农本草经》载其"主寒热、鬼疰蛊毒、鼠瘘、恶疮疽，蚀死肌，破石癃"。因其有大毒，历代医家皆慎用此药。陈瑞山老师善用此药治疗乳核，鹤膝风。现介绍如下：

1. 斑蝥丸治疗乳核、鹤膝风

此为民间验方。

组成：斑蝥50g。

方法：将斑蝥研极细末，糯米饭捣成黏糊状，然后加入药末，随捣随加，以不粘为度，作丸如菜籽样大小，并以甘草末10g与蜜拌，和作丸药之衣。

服法：每日早晚各服一丸，温开水送下。

斑蝥的毒副作用主要是出血性膀胱炎。所以服本丸药后，有部分患者可出现小便涩痛，甚者见血尿，可用甘草 50g 煎汤代茶，频服。

2. 斑蝥开道丸主治食管癌

此为民间验方。

组成：沉香 24g，丁香 15g，肉桂 15g，木香 15g，穿山甲 15g，制斑蝥 5g。

主治：食管癌。

用法：以白糖、蜂蜜为引，睡前服用。

3. 斑蝥治疗乳蛾

治疗乳蛾，可选用民间验方乳蛾斑蝥膏。

组成：斑蝥、凡士林。

功效：清热解毒，消肿止痛。

方法：将斑蝥微烤黄，研为细末。

用法：先用凡士林涂于纱布上，再用斑蝥粉如半粒豌豆大小，放在已涂凡士林的纱布中央。双乳蛾者，贴在喉部两侧，单乳蛾者，贴于患侧，待局部发起水疱后取下纱布，用消毒针在水疱下边刺一小孔，用药棉压之使疱水流尽，其肿痛即逐渐消失。若皮已破，可用红霉素软膏外敷，以防感染。

4. 斑蝥的减毒法

余结合古人的经验，总结出两种办法可减斑蝥之毒。

（1）斑蝥去头、足、翅及盔甲，包在去核的空枣里，外用麻绳固定，用木炭火烤焦，打粉，与蜂蜜、白糖同用，可减其毒。

（2）斑蝥去头、足、翅及盔甲，与糯米同炒，打粉，与糯米饭同捣，随捣随加，以不粘为度，制成绿豆大的小丸，可减其毒性。

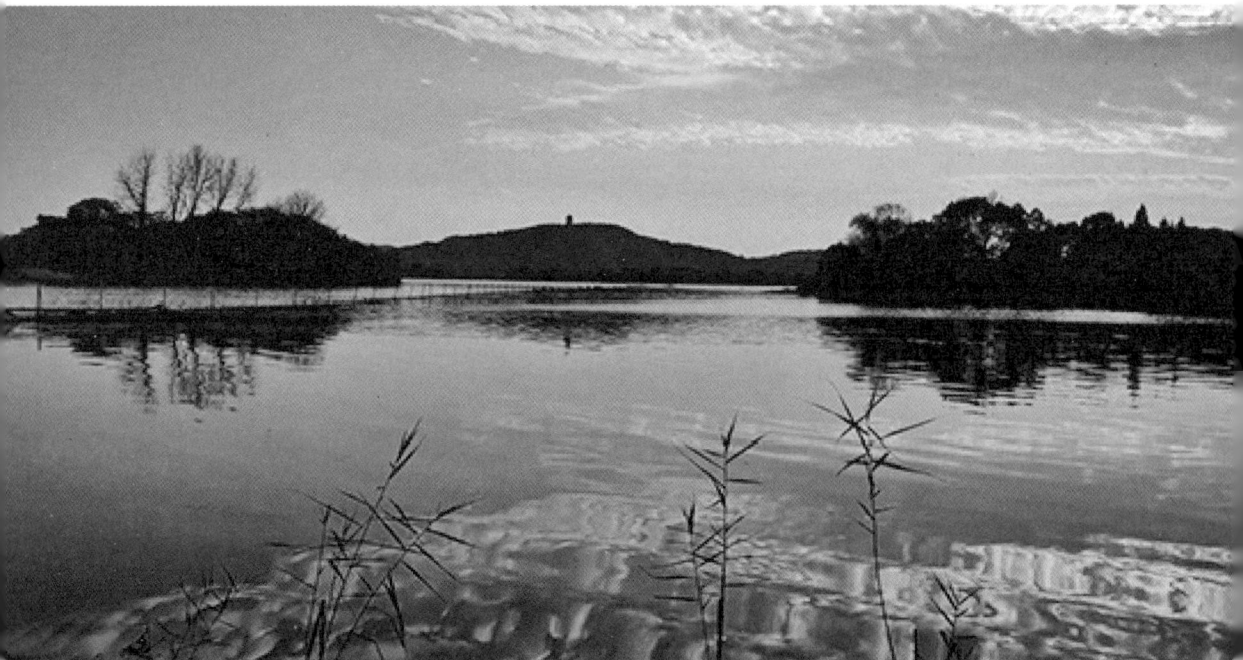

三十九

水蛭活血破瘀，疗中风阳痿

水蛭味苦、咸，性平，有活血破瘀、通经消积之功效，主治血滞闭经、外伤瘀血、癥瘕积聚等病症。

仲景善用水蛭治疗奇经病。《伤寒论》124条："太阳病六七日，表证仍在，脉微而沉，反不结胸，其人发狂者，以热在下焦，少腹当硬满，小便自利者，下血乃愈，所以然者，以太阳随经，瘀热在里故也，抵当汤主之。"《金匮要略·妇人杂病脉证并治》曰："妇人经水不利下，抵当汤主之。"从少腹当硬满，其人发狂者，但小便如常，可断其瘀血所结在血分，小腹不通，故选虻虫、水蛭一飞一潜，飞者散热，潜者化瘀，配桃仁、将军之威力，一鼓而化。

《金匮要略·血痹虚劳病脉证并治》："五劳虚极，羸瘦，腹满不能食，食伤、忧伤、饮伤、房室伤、饥伤、劳伤、经络营卫气伤，内有干血，肌肤甲错，两目暗黑。缓中补虚，大黄䗪虫丸主之。"

从证候来看是瘀与虚，但干血是主要矛盾，五劳虚极羸瘦，腹满不能食，肌肤甲错，两目暗黑，是虚劳夹瘀征候，其中肌肤甲错、两目暗黑是辨瘀血的主要依据。瘀血不去，新血不生，因其干血非通不散，癥块经闭非破不通，故选水蛭、蝱虫、大黄、干漆、桃仁、虻虫、蛴螬活血通络、消瘀破癥；地黄、芍药、甘草濡养血脉，缓急和中；杏仁、黄芩宣肺气、解郁热，共奏缓中补虚、活血化瘀之效。

从仲景的条文中，可以看出瘀血证实证与虚证的治法，法度严谨，其意良深。那为什么瘀血一定要用虫类药物呢？一代名师朱良春从仲景的化瘀精髓中体悟出，虫类药有其独特的疗效，一般草木之品皆所不及。草木无情，血肉有情，虫类药具有一攻坚破积，二活血祛瘀，三搜风泄热，四消痈散肿之功。我们应该学习之，体悟之，实践之。

余在临床上使用水蛭主要应用于 4 个方面。

1. 水蛭治疗中风

水蛭可治疗脑中风后遗症引起的半身不遂。因水蛭化瘀力甚强，故常取水蛭晒干，研末，每天 3g，可连服 2 ~ 4 周。同时可以加服小续命汤。

2. 水蛭可疗阳痿

20 世纪 70 年代，中国中医研究院专家组用水蛭治疗冠心病，有部分患者用药后出现性欲亢进。后来通过分析研究发现，水蛭有扩张阴茎血管、增加血流量之功效，西医用罂粟碱注射液治疗阳痿，主要机理也是扩张血管。阳痿患者见舌暗紫，可在辨证的基础上加水蛭。

3. 水蛭消水肿

《神农本草经》载：水蛭利水道。水肿有气分和血分之分，肾与膀胱瘀血，可致气化不利。水蓄膀胱，则水道不通，继而久病入络，水瘀互结。水蛭利水逐瘀通经，膀胱瘀堵自下，气化自行，水道则通。故慢性肾炎、糖尿病肾病后期下肢水肿皆重用水蛭。

4. 水蛭破癥瘕积聚

《本草求真》载：水蛭治月闭血痕、积聚……皆有效。余以水蛭为君治疗卵巢囊肿、子宫肌瘤疗效皆佳。近年来余总结出治疗子宫癌之方，重用水蛭，治疗数例皆有良效。

方药：水蛭 15g，黄芪 30g，当归 10g，三棱 10g，莪术 10g，穿山甲 10g，鸡内金 20g，桃仁 10g，土鳖虫 10g，蟑螂 10g。

【医案分享】

程某，女，49 岁。2019 年 6 月 9 初诊。

主诉：小腹疼痛 2 周。

病史：于无锡某医院检查 B 超诊断：子宫肌瘤 33mm×42mm，末次月经 6 月 1 号。

刻诊：小腹疼痛，带下多，便可，口干，舌质暗，胖大有齿印，脉细滑。

辨证：肝脾失和，瘀血阻络。

方药：逍遥散加味。

水蛭 10g，当归 10g，白芍 10g，柴胡 10g，茯苓 10g，白术 10g，甘草 6g，牡丹皮 10g，贯众 10g，玄参 10g，贝母 10g，牡蛎 30g，炒牵牛 5g，夏枯草 30g，鳖甲 10g，生姜 10g，红枣 6 枚。14 剂。

同时配醋制消瘤散。

以此方加减治疗 90 天，B 超复查，子宫肌瘤消失。

四十

蟑螂内服善治肺积，外治烫伤及神经痛

　　第一次去云南时，听一位民间老阿婆所传，蟑螂治疗烫伤疗效甚佳，不留疤痕。方法是将蟑螂20g浸香油中，30天后用油外搽患处，一天一次。余听后很是震撼。第二次去云南腾冲，又听一同道讲，用蟑螂治疗冠心病也有良效。余高兴之余，即对此药进行了专门的研究。

　　民间早有治疗胃癌的验方，单味蟑螂30g，打粉冲服。考：蟑螂，味咸，性寒，入肝、脾、肾经，主癥瘕积聚，小儿疳积，喉痹，乳蛾，痈疮肿毒，虫蛇咬伤。

　　还有一种虫类药名蜣螂，俗称"屎壳郎""铁甲将军"，与蟑螂有本质的区别。《神农本草经》记载其"主小儿惊痫瘛疭，腹胀，寒热，大人癫疾，狂易"。此药味咸，性寒，功能清热消肿散结，主要治疗肠道肿瘤。

　　余发现，在临床中运用蟑螂治疗以下三种疾病效果佳，现总结如下。

1. 蟑螂治疗肺积

肺癌相当于古代的肺积，余从六经辨治，结合专病专药治疗肺癌取得很好的疗效。在专病专药中，余取虫类药攻坚破积，常用药有蟑螂、全蝎、蜈蚣、土鳖虫、水蛭。其中蟑螂性咸寒，主散瘀、化积、解毒，在使用时剂量一般可以用 10 ~ 30g，配合清热解毒、化痰散结之品，可取良效。

2. 蟑螂治疗坐骨神经痛

坐骨神经痛临床表现为一侧下肢不能屈伸，行走困难，疼痛。余用阳和汤加地龙、蟑螂内服。外用蜈蚣 5 条，全虫 60g，蟑螂 60g，吴茱萸 60g，捣碎与醋适量调成糊状外用敷患处，每日 1 次。一般 7 ~ 8 剂可有良效。

3. 蟑螂治疗荨麻疹

验方：蟑螂散。

主治：急性荨麻疹。

药物：大蟑螂 100g，焙黄，研末备用。

用法：1 次 6g，冲服，1 日 1 次。

【医案分享】

孙某，女，58 岁。2018 年 4 月 18 日初诊。

主诉：咳嗽气急 3 月余。

病史：患者 3 月前因感冒出现咳嗽气急，先予输液治疗效果不佳，行 CT 检查诊断为左肺下叶占位，纵隔多发淋巴结肿大。建议手术切除，患者因特殊原因，求治于余。

刻诊：偶有咳嗽，气急，早醒，口干口苦，便可。舌苔白腻，舌下静脉曲张，脉左关弦滑，右弱。

辨证：少阳太阴合病。

方药：千金苇茎汤合葶苈大枣泻肺汤加味。

仙鹤草 100g（单煎），芦根 100g，龙葵 30g，白英 30g，槟榔 7g，半夏 12g，党参 20g，桃仁 10g，薏苡仁 50g，冬瓜子 30g，蟑螂 10g，土鳖虫 10g，莪术 10g，鳖甲 10g，葶苈子 15g，丹参 20g，三七 5g，甘草 7g，土茯苓 60g，黄芩 15g，龙胆 6g，牡蛎 50g，生姜 10g，红枣 6 枚。14 剂。

二诊：气急，咳嗽消失，时有口苦，睡眠差，大便可，纳食可，舌淡苔白，脉沉弱。

处方：上方加酸枣仁 20g、延胡索 10g、乌梢蛇 30g、半枝莲 50g。14 剂。

以上方治疗 3 月余，复查 CT 肿瘤明显缩小，继以原方巩固治疗。

【临证心悟】

在肿瘤治疗中，余拟定 3 个月为 1 疗程。若复查时发现肿瘤无增大，再治疗 3 个月进行复查，如果肿瘤缩小或无变化，则确定为有效。

在肺癌的治疗中，余之思路在辨证的基础上一般加用虫类药，可以攻坚散结，全蝎、蜈蚣是首选。近年来，余根据民间经验方筛选出蟑螂治疗肺癌有良效，故在临床中加用。

四十一

蛇蜕祛风，善疗肠粘连

对于蛇蜕，余印象颇深，因陈瑞山老先生家传方麻蛇散的主要药物是蛇蜕，治疗疮疡肿毒疗效独特。故对此药情有独钟。

考：蛇蜕味甘、咸，性平，归肝经，功能祛风、定惊、退翳，止痒，解毒消肿。《本草求真》载："凡眼目翳膜，胎衣不下，得此即为解脱，以其气以类聚，即从其类以除也。"《太平圣惠方》载蛇蜕治疥癣恶疮，疔肿痔漏；属皮而性善蜕，故治皮肤疮疡，产难目翳。余在临床中常用蛇蜕治疗以下几种疾病效果佳。

1. 蛇蜕治疗肠粘连

下腹部手术后容易引起肠粘连，主要表现为腹胀、腹痛、食少、大便难、矢气后舒适。治疗上应分清寒、热、虚、实，或清或温，或攻或补。治法宜行气和血，通络解痉。药用木香、厚朴、白芍、香附、五灵脂、败酱草、延胡索、山甲、乳香、没药之类，在此基础上当加用蛇蜕 15 ~ 30g。

盖蜕有退除之义，脱壳之功。该药"气极清虚，性极走窜"，有去着之功。故蛇蜕是肠粘连的专药。

2. 蛇蜕治疗乳腺癌

古书记载蛇蜕治疗"乳房肿胀疼痛"，余有一早期乳腺癌验方——蛇蜕散。组成：蛇蜕、鹿角、蜂房各 9g，共烧存性，研面。黄酒冲服，日服两次，每次 2g。

3. 蛇蜕治疗喉癌

名老中医胡安邦先生自创的消瘤丸，治疗喉癌有一定效果。

组成：蛇蜕、全蝎、露蜂房各等分，研末水泛为丸。每次服 9g，每日 1 次即可。

以上经验，同道可以试用。

4. 蛇蜕治疗顽固性唇炎

唇病属脾经伏热，顽固性唇炎内外合邪，故在辨证的基础上加用专病专药，余选蛇蜕，取其解毒祛风、以皮治皮之效。另外一个是桃仁。根据《黄帝内经》"燥在肝，热则裂"，余认为，桃仁功用有四，治热入血室一也；泻腹中滞血二也；除皮肤血热燥痒三也；行皮肤凝滞之血四也。故在顽固性唇炎中使用有佳效。

【医案分享】

孙某，女，54 岁。2019 年 3 月 7 日初诊。

主诉：口唇灼热感 1 年余。

病史：患者 1 年前，因为药物过敏后，出现口唇灼热感，在多家医院诊断为顽固性唇炎，经过治疗无好转。

刻诊：口唇灼热感，口干，舌胖大，脉浮滑偏数。

辨证：风热蕴结于血分。

方药：解毒活血汤加味。

生地黄 30g，当归 10g，赤芍 10g，川芎 10g，葛根 15g，连翘 6g，桃仁 10g，柴胡 10g，枳壳 10g，甘草 6g，石膏 30g，蛇蜕 5g，苦参 3g，白蒺藜 10g，蛇蜕 10g，桃仁 10g，生姜 10g，红枣 6 枚。10 剂。

二诊：药后口唇灼热感消失，眼睛时有分泌物，上方加龙胆 6g，继服。

以上方治疗 1 个月，诸症消失。

四十二

半边莲清热解毒又利水

　　半边莲又名急解索、腹水草，为辛平之品，兼走心、肺、小肠三经，功及三焦，味辛而散，性平偏凉，能清解，能渗利，为解实热、诸毒之常用药。《陆川本草》载："其能解毒消炎，利尿，止血生肌。治腹水，小儿惊风，双单乳蛾，外伤出血，皮肤疥癣。"余在临床上常用于治疗鼻腔癌、肝癌、腹水、肾癌，疗效颇佳。肾癌验方：半边莲120g水煎服，每日1剂。

　　在治疗肝癌腹水中，余喜用半边莲，因其内清热毒，利水消肿，故在辨证基础上加用，并常与半枝莲、马鞭草及水红花子合用。半边莲利尿作用显著而药力持久，常用量30～60g；半枝莲抗毒，常用量15～30g；马鞭草活血，通经利水，常用量30～50g；水红花子活血利水，主胁腹癥瘕积聚、水鼓，常用量15～30g。马鞭草、水红花子，活血而不伤血，活血又可以利水。四药在辨证方中加用，疗效优于五苓散。

对于利水方剂的理解，仲景在《伤寒论》《金匮要略》中已明示。典型的代表方是当归芍药散，气血并调。五苓散是治疗膀胱蓄水证，重在气化；猪苓汤治疗膀胱阴虚水停证。这两个方对一般的水肿病有效。仲景的另外两个方：己椒苈黄丸治疗胸腹部水肿，牡蛎泽泻散治疗腰以下水肿。"开鬼门，洁净府，去菀陈莝。"从仲景的治水三法中，我们可以看出上方皆诸法同用。余治疗肿瘤引起的水肿，悟仲景之法之妙，常用桂枝去芍加麻附细、桂枝芍药知母汤、鸡鸣散，结合专病专药，疗效甚佳。

四十三

蝼蛄内服善消肝硬化腹水，外敷善治瘰疬包块

　　蝼蛄，性寒，味咸，有小毒，入膀胱、大肠、小肠经。咸寒属阴，阴者降也，性急下行，功可通窍利水，故有利尿消水肿的作用，历代本草将其作为利水之要药。《大明本草》记载："（蝼蛄）能治水肿、头面肿。"《本草纲目》曰："（蝼蛄）利大小便，通石淋。"余在临床中运用蝼蛄治疗腹水及包块效果好。

1. 蝼蛄善去瘰疬包块

　　民间验方蝼蛄蛋治瘰疬。具体方法：绿皮鸭蛋敲一个小孔，将两个蝼蛄放入其中，置火中烤熟，除去蛋壳，内服。一天一个，14 天一疗程。

2. 蝼蛄散外敷治腹水

肝腹水乃肝、脾、肾俱病，气、水、血失衡，故治疗起来颇感棘手。余从肝脾、肝肾、肝脾肾入手，早中期重用参芪以实脾，中期升大气以麻附细温肾扶脾，晚期填精化气从引火汤入手，结合专病专药。蝼蛄散系无锡名老中医经验，余进行了改良。其组成为蝼蛄 20g，肉桂 5g，盐黄柏 10g，知母 10g，麝香 1g。将上药打细末，取适量，加葱 7 根，生姜少许，共捣成饼，纳脐部，外用布扎之，6～8 小时换 1 次。

【医案分享】

徐某，男，82 岁。2019 年 5 月 21 日初诊。

主诉：尿少、心慌、恶心半月余。

病史：患者患肝硬化 20 年，近半月来出现双侧胸腔积液伴腹水，住无锡某医院治疗，效果不佳，并出现尿少、心慌、恶心等症状。西医诊断肝肾综合征，建议家属放弃治疗，故求治于余。

刻诊：口干口渴，畏寒，腹胀如鼓，腰酸，双下肢凹陷性水肿，大便偏稀，舌淡胖苔薄腻，脉两寸弱，关尺沉弦。

辨证：肾精亏损，肝脾三焦俱病，水湿泛滥。

方药：引火汤加味。

熟地黄 120g，天冬 15g，麦冬 15g，五味子 10g，茯苓 60g，肉桂 3g，附子 15g，炮姜 10g，菟丝子 30g，枸杞子 30g，巴戟天 15g，仙灵脾 30g，枳壳 15g，砂仁 10g，龟甲 10g，黄柏 10g，石膏

60g，半枝莲 30g，半边莲 30g，大腹皮 60g，牛膝 24g，防己 15g，白术 100g，土鳖虫 10g，蝉衣 10g，鸡内金 10g，蝼蛄 10g，海金沙 15g。同时外敷蝼蛄散。

二诊：药后口干口渴好转，腹胀好转，双下肢水肿消失，腰酸好转，小便量多，大便偏干，脉较前有力。上方加制大黄，10 剂。

三诊：近日检查，腹水、胸水完全消失。继以上方巩固治疗。

肝硬化腹水为难治之症，《千金方》云："此终身疾，不得强治。"观今医者，多采用逐水化瘀、清热利湿之法，临床效果不够理想。《素问·水热穴论》篇曰："肾者，胃之关也，关门不利，故聚水而从其类也。"万变不离其宗，腹水与肝、脾、肾三者密切相关，凡治肿者，必先治水，治水者，必先治气，若气不能化，则水必不利。盖肾为先天生气之源，补命门则元气复，盖以引火汤治之。重用熟地黄填精化气，肾气充沛，阴阳和平，肿胀自消。在此基础上，重用白术去腰腹间水气，补土制水，加用腹水之特效药大腹皮、半边莲、半枝莲，尤虫类药物土鳖虫、蝼蛄，具有化瘀活络之功，对肝脾肿大、肝硬化腹水有佳效。

四十四

九香虫善治痛证与阳痿

　　九香虫因其气味独特，性善走窜，故行气力甚强，常用于肝胃气痛，特别是两胁胀痛且痛无定处者有良效。背部疼痛乃阳气痹阻，用九香虫可温脾肾之阳，从而达到行气止痛的目的。九香虫善理胸膈之凝滞，气血双宣，故在胸痹心痛中加用有佳效，因其行气力甚强，故对术后肠粘连、泌尿系结石疼痛也可取效。在药物配伍上，治疗肝病常与三七、石见穿同用，治疗胃痛常与沉香、檀香、砂仁同用，治疗肾虚腰痛常与杜仲、狗脊同用。

　　阳痿原因甚多，湿热、血瘀、气郁皆可造成阳痿。总体以肾阳虚为多见。因阳主动，阴主静，故补肾壮阳是治本之道。余常用麻附细合肾四味加九香虫、海马、桑螵蛸治疗此证，取效甚佳。方药：麻黄3g，附子7g，细辛3g，菟丝子10g，枸杞子10g，巴戟天15g，仙灵脾30g，九香虫10g，海马10g，桑螵蛸10g。

【医案分享】

李某，男，41 岁。2019 年 4 月 3 日初诊。

主诉：阳事不举 2 年余。

病史：患者近 2 年来出现性功能障碍，经中西药治疗未有明显效果。

刻诊：阳事不举，腰酸肢冷，舌薄白，脉沉而微细。

辨证：少阴寒化证。

方药：予以麻黄附子细辛汤加减。

麻黄 5g，附子 10g，细辛 5g，干姜 3g，茯苓 30g，白术 10g，当归 10g，海马 10g，九香虫 10g，胎盘 10g，生姜 10g，红枣 6 枚。7 剂。

配合食疗：麻雀 1 只，丁香 1g，鸡蛋 1 枚，煎汤，每周 1 次。

以上方治疗，共服 28 剂痊愈。

阳痿在临床非常多见，属于中医"痿证"的范畴，五脏皆可致痿，主要与心、肝、肾关系密切。余在临床中特别注重任督二脉入奇经，兴阳疗效甚佳。

四十五

全蝎善疗胃痛，呕吐也佳

全蝎味甘、辛，有毒。我们在临床中常用来治疗口眼歪斜、中风、抽搐，皆取其息风、止痉之功。然全蝎疗胃痛也有佳效。早年读《章次公医案》，章老以甘松、延胡索、姜半夏、全蝎治疗胃痛取得佳效。足见章老用药精研细考，药中病所。余师其意，常用全蝎来治疗胃及十二指肠溃疡、胃糜烂以及疣状胃窦炎引起的胃痛，皆取佳效。

1. 全蝎治疗胃痛

【病案分享】

杜某，女，32岁。2019年4月19日初诊。

主诉：胃病疼痛时发时止1年，加重1周。

病史：患者1年前无明显诱因出现胃痛，胃镜示胃炎伴糜烂，曾用西药三联疗法治疗一度好转，1周前因饮食不慎出现胃痛发作。

刻诊：胃脘疼痛，时有吐酸，舌淡苔白，脉细弱无力。

辨证：脾胃虚寒。

方药：良附丸加味。

乌药10g，延胡索10g，香附10g，全蝎3g，瓦楞子12g，甘松5g，甘草3g，姜半夏10g，五灵脂6g，高良姜6g，生姜10g，红枣6枚。7剂。

此方连服3剂，剧烈胃痛顿止。因3日未解大便，加瓜蒌12g、槟榔6g善后。

【临证心悟】

全蝎治疗胃痛的关键，是其性能缓解胃部痉挛，故临床用之有卓效。

2. 全蝎汤治疗顽固性呕吐

神经性呕吐是西医学的病名，多因情志不和，忧思恼怒，以致肝气横逆犯胃，胃失和降，导致呕吐。其临床表现主要为呕吐频繁，受情志刺激复发较多，早晨或空腹时容易发作，脉多弦细无力。

全蝎汤组成：全蝎2g，公丁香3g，竹茹9g，化橘红10g，枇杷叶9g，党参9g，甘草6g，半夏6g，谷精草12g。若仍不止者，用全蝎3g，公丁香10g泡酒，滴舌边1滴，每小时1次。

【医案分享】

叶某，男，43岁。2018年5月23日初诊。

主诉：因情志不畅致呕吐1天。

病史：患者因与邻居吵架，突发呕吐不止，随后去医院急诊诊断为神经性呕吐，给予镇静止呕无效，呕吐日益加重，故求治于余。

刻诊：频繁呕吐，每天早晨或空腹时呕哕较甚，舌暗，脉弦细。

方药：全蝎汤。

全蝎2g，公丁香3g，竹茹9g，化橘红10g，枇杷叶9g，党参9g，甘草6g，半夏6g，谷精草12g，生姜10g，红枣6枚。7剂。

后电话告之，呕吐已愈。

全蝎汤系民间验方，治疗神经性呕吐有佳效。但其他类型的呕吐还需辨证治疗。

3. 全蝎治疗神经性头痛

治疗神经性头痛，可选用全蝎（炒）30g、地龙90g、甘草90g、荆芥穗15g，共为细末，每次3g，1日1次。本方功效祛风止痛，主治神经性头疼。

4. 全蝎治疗痉挛性咳嗽

痉挛性咳嗽也称变异性哮喘，是支气管内壁纤毛一直处于高度敏感状态，一般中药难以取效。余总结出麻黄附子细辛汤加天花粉、牡蛎润其肺，全蝎、平地木、石见穿平其肝，解除支气管痉挛。

【医案分享】

朱某，女，3 岁。2019 年 3 月 4 日初诊。

主诉：痉挛性咳嗽 1 周。

病史：曾在医院输液治疗 3 天，无明显好转。

刻诊：刺激性干咳，无痰，夜间加重，口干，大便如常，舌边尖红，苔白，脉沉弱。

辨证：太少两感证。

方药：麻黄附子细辛汤加味。

麻黄 1g，附子 1g，细辛 0.5g，天花粉 6g，牡蛎 10g，全蝎 1g，平地木 10g，白前 6g，前胡 6g，枇杷叶 10g，生姜 10g，红枣 6 枚。7 剂。

药尽 3 剂，诸症消失。以桂枝加龙骨牡蛎汤善后。

四十六

猫爪草为治疗淋巴结核之要药

用猫爪草治疗淋巴结核，系民间一位老中医的经验。据老者讲，猫爪草味辛，性平，有小毒，主要作用是清热解毒，散结消瘰。此药是其先祖传下，治疗全身各处的淋巴结核均有疗效。成人单用一日剂量30g，一般两三个月即可痊愈，用此药简而易行。病久、病情严重或顽固的，坚持服药是关键。

余学习前医经验，并在临床中试用，有一部分患者有效。

考：淋巴结核相当于中医的瘰疬，大者为瘰，小者为疬，多因肝气郁结，郁久而化火内燔，灼液成痰，痰火上升，结于颈项，或因肺肾阴亏，水亏火旺，肺津灼伤，不能输布，灼津为痰，痰火凝结而成。故余在临床中治疗此病，常用消瘰丸，即玄参、贝母、牡蛎，加用猫爪草、夏枯草、蒲公英。苔腻者一般合用二陈汤，病久者加全虫、蜈蚣。余在使用猫爪草时发现，服用过久或过量可引起患者多眠、腹胀等不良反应，但停药一周后，症状可自行消失。

近年来，余在临床中治疗肿瘤甚多，从大量临床中总结发现，肿瘤的治疗非一朝一夕，除辨证精准外，还需专病专药来攻之、散之、消之。猫爪草作为专病专药，对食管癌、胃癌，淋巴癌效果可。比如恶性淋巴瘤，余常用猫爪草配蛇莓、牡蛎、夏枯草来治疗。同时可以结合外用：猫爪草 30g，红花 15g，浸酒外敷肿块。胃癌，余以猫爪草配半枝莲、白毛藤、穿山甲、刺猬皮、蜈蚣治疗。

【医案分享】

高某，女，34 岁。2019 年 3 月 2 日初诊。

主诉：乏力 3 月余。

病史：患者 3 个月前发现颈部有肿块，在无锡某医院诊断为甲状腺癌，行甲状腺全切术，术后发现右侧颈部淋巴结肿大，考虑转移。

刻诊：乏力，口干，大便不干，小便多，舌淡苔薄黄，脉细弦。

辨证：少阴少阳合病。

方药：小柴胡汤合四逆汤加味。

柴胡 10g，半夏 12g，党参 10g，黄芩 9g，甘草 6g，玄参 10g，贝母 10g，牡蛎 30g，夏枯草 30g，山慈菇 10g，猫爪草 10g，附子 7g，炮姜 10g，生姜 10g，红枣 6 枚。14 剂。

二诊：药后乏力明显好转，口干仍作，上方加天花粉 10g，黄药子 5g。

以此方加减治疗 3 月余，复查淋巴结消失。

四十七

土鳖虫善治跌打损伤，且消肝大

土鳖虫，味咸，性寒，有小毒，归肝、心、脾经，具有破血逐瘀、续筋接骨之功。《神农本草经》载："主心腹寒热洗洗，血积癥瘕，破坚，下血闭，生子，尤良。"《本草再新》载："消水肿，败毒。"《长沙药解》曰："味咸，微寒，入足厥阴肝经。善化瘀血，最补损伤。"

余临床体会，土鳖虫主要治疗以下疾病，疗效颇佳。

1. 土鳖虫治疗跌打损伤

验方：当归9g，川芎6g，自然铜9g，川续断9g，乳香9g，没药3g，土鳖虫15g，儿茶6g，海马6g，血竭3g，川乌1g，红花9g，朱砂6g，三七6g，铜钱6枚。诸药打粉，每次3g，1日3次。

此方治疗跌打损伤，疗效独特。

2. 土鳖虫治疗肝脾肿大

有诗为证：

> 肝脾肿大不可怕，中医治疗效果佳。
>
> 肝病传脾土鳖用，三棱莪术桃川甲。
>
> 补虚当用参芪术，菟丝鹿胶鸡血藤。
>
> 通络水蛇失笑配，肝积久服痞消退。

余通过大量前人的经验以及临床验证，总结出能够缩小肝大的药物，有土鳖虫、姜黄、鳖甲、龟甲、丹参、茜草。

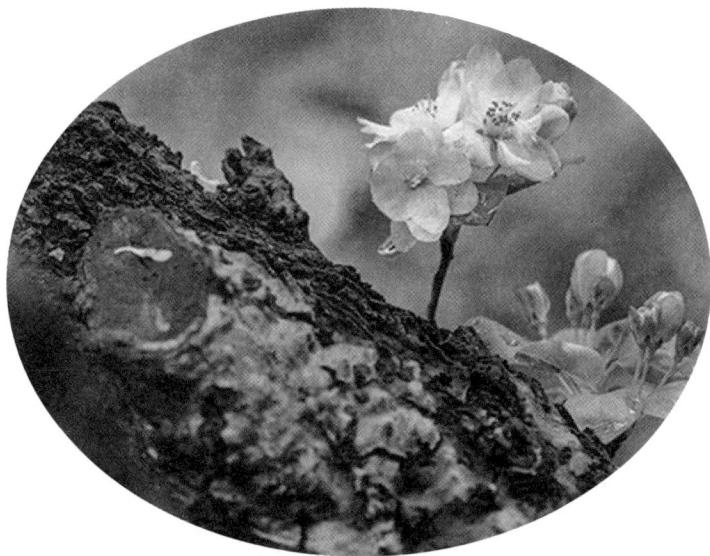

四十八

牛蒡子散结理痰嗽，解疮疡之毒

牛蒡子也称鼠黏子，《本草备要》载其"辛平，润肺解热，散结除风，利咽膈，理痰嗽，消斑疹，利二便，行十二经，散疮疡之毒，利腰膝之气"。余读《医学衷中参西录》，张锡纯以牛蒡子配山药来治咳嗽、咳喘、痰多之证。《疡科心得集》中记载牛蒡解肌汤专门治疗颈部淋巴结炎。此后余不断摸索，深感牛蒡子对急性咽炎、猩红热、淋巴结炎、流感、痢疾、哮喘疗效佳。现举例如下：

1. 牛蒡子治疗喘证

名老中医孙一民先生有一经验方——牛蒡五子汤。组成：牛蒡子6g，葶苈子3g，苏子3g，莱菔子3g，橘红6g，川贝3g，杏仁6g。功效：降气平喘，化痰止咳。用于儿童哮喘效果颇佳。其中牛蒡子、苏子、葶苈子、杏仁是定喘之品。但喘之病理因素主要是痰。故治喘先化痰，化痰之品有橘红、川贝、莱菔子、葶苈子，甚者可加远志、当归、熟地黄。

2. 牛蒡子治疗咽喉病变

余总结出六味汤治疗咽喉痒有佳效。组成：牛蒡子10g，薄荷6g，防风6g，蝉衣10g，僵蚕10g，桔梗10g。功效：疏风解表，散结止痒。在咽部疾病的治疗中，余总结寒证用麻附细合六味汤，热证用小柴胡汤合六味汤。

3. 牛蒡子治疗偏头痛

牛蒡子10g炒研为末，每服用赤砂糖10g煎好，和烧酒调服，稍醉即取棉被盖头出汗，即愈。如汗少，继续服用。此方出自于《验方新编》。

【医案分享】

胡某，女，49岁。2018年12月2日初诊。

主诉：咽喉疼痛2个月。

病史：患者近2个月来自感咽喉疼痛，在医院检查诊断为颈部多发性淋巴结，右肺中叶及左肺下叶胸膜下多枚小结节。予以小金丹治疗效果不佳。

刻诊：乏力，眠差，口干不苦，喉咙疼痛，大便干，舌暗苔薄腻，脉两寸弱。

辨证：少阴热化证。

方药：麻黄附子细辛汤加味。

麻黄 3g，附子 7g，细辛 3g，当归 10g，南沙参 20g，天花粉 20g，牡蛎 30g，夏枯草 15g，牛蒡子 10g，酸枣仁 20g，延胡索 10g，生地黄 30g，炮姜 10g，五味子 10g，生姜 5g，红枣 6 枚。14 剂。

药后咽喉疼痛，乏力感消失，继用原方巩固治疗，同时口服全蝎 10g、蜈蚣 10g、天龙 10g，打粉，每次 2g，1 日 2 次。此方对颈部淋巴结肿块有良效。

四十九

广谱抗癌用壁虎，肺胃食管效更佳

国内善用壁虎治疗疑难病的医家，朱良春老师也。30年前随朱老出诊，朱老善用《圣济总录》麝香丸治疗类风湿关节炎。其主要组成：壁虎、地龙、乳香、草乌、木香、麝香、龙脑、蛴螬。后期朱老在食管癌晚期中广泛使用。朱老一直告诫后学，壁虎此药既能攻散气血凝结，又能解毒消坚，故治疗肿瘤有效。

此后数年，余在不断学习中一直关注壁虎的用药经验，并大胆使用于临床中，观察到有一定疗效。比如顽固性肺结核，经过抗结核药物治疗后，有部分患者会产生耐药，针对这种情况，余总结出经验方——壁虎散。组成：壁虎10条，贝母30g，百合30g。用法：将壁虎在瓦上焙干，与他药共研细，每次6～10g，1日2～3次。又如骨结核、淋巴结核，可使用单味壁虎，焙干研末，每次服1条，每日2次，一般疗程3个月。治疗各种肿瘤，在辨证的基础上，余学习民间验方，用壁虎鸡子散治疗，发现此方在治疗肺癌、胃癌、食管癌方面有一定疗效，有改善症状、增进饮食、生肌长肉之功。其组成为壁虎1条，鸡蛋2个。用法：壁虎烤干打粉，鸡蛋1个放入碗中，用筷子搅拌至稀水状，再加入开水继续搅拌，送服壁虎粉1条，每日2次。

【医案分享】

王某，男，58岁。2019年2月19日初诊。

主诉：吞咽困难1月余。

病史：患者因食管梗阻，咽食困难1个月在无锡某医院诊断为食管癌中期，建议患者手术治疗，患者因害怕手术，故求治于余。

刻诊：吞咽困难，乏力，精神差，形体消瘦，呕吐痰涎，脾气急躁，口干，舌苔白腻，右寸溢脉。

辨证：肝火夹气痰上逆。

方药：旋覆代赭汤加味。

旋覆花10g，代赭石30g，半夏12g，瓜蒌20g，王不留行30g，丹参20g，郁金10g，川贝10g，橘红10g，枇杷叶30g。

同时加服壁虎鸡子散治疗，连续服用2个月，梗阻感好转，继用此方半年，后期随证加减海藻、水蛭、急性子、月石等，诸证消失。

五十

石膏解肌退热，擅治头面部癌毒

　　生石膏，味甘、辛而淡，性微寒而凉。《本草备要》载其"寒能清热降火，辛能发汗解肌，甘能缓脾益气"。《神农本草经》载石膏微寒，非大寒，宜用于产乳。故《金匮要略》中的竹皮大丸治疗妇人乳中虚、烦乱、呕逆之症。

　　读伤寒，用伤寒，体会仲景用药之精妙。从《伤寒论》条文中可知，石膏不仅能解热，而且有除烦躁、定喘之妙。如小青龙汤证，心下有水气、肺胀、咳而上气、脉浮、烦躁，即加用石膏。"妇人乳中虚，烦乱呕逆，安中益气，竹皮大丸主之。""膈间支饮，其人喘满，心下痞坚，面色黧黑，其脉沉紧，得之数十日，医吐下之不愈，木防己汤主之。"遵仲景法，投无不效。

　　石膏属四大君药之一，在外感与内伤疾病治疗中，使用非常广泛。余在临床中体会，生石膏的功效主要有辛凉透达、解肌清热；止喘化饮；散头面部肿瘤。

1. 石膏能解肌清热

石膏既能清热又能解肌透邪，只要有热邪存在，皆可大胆使用。如柴葛解肌汤，治疗外感发热疗效甚好。

2. 石膏善化痰定喘

《本草纲目》曾有专门论述，不论白痰还是黄痰，皆可用石膏，犹如卤水点豆水，稀痰变厚痰，容易咳出。配伍法：临床中常常见到口干口渴的患者，余用天花粉、牡蛎来生津止渴。若出现烦渴，首选石膏。在外感疾病中，特别是三阳合病，常常见到口干口渴而脉大等症状，此时在发表剂中加石膏可表里双解。若汗出而渴，用石膏配桂枝；若脉大而芤，用石膏配人参；若脉见散大者，用石膏配生脉散；若寸关脉大，尺脉弱时，用石膏配附子。

3. 石膏能解凝，散头面部癌毒

《抗癌治验本草》载："石膏能败毒抗癌，清热消炎，疗伤敛疮。"观后世医家广用石膏治疗肺癌、唇癌、胃癌、喉癌等，如喉癌用石膏、寒水石、羚羊角、犀牛角、玄参、升麻、一点红各30g，木香、沉香各15g，甘草30g打粉，每次3g，一日两次。

余之经验：头面部经络属于阳明经脉，多气多血，头面部肿瘤早期，可从阳明少阳入手，以普济消毒饮合消瘰丸为主方，结合具体情况分而治之，其中重用石膏是关键。因石膏能解凝，散头面之癌毒。

4. 石膏剂量考

余师愚《疫疹一得》云：重用石膏一剂 240g，一人连续服用 2000g，直入肺胃，直捣其窝巢之害。《吴鞠通医案》中用石膏一剂用量达 360g，甚至 500g。余在临床中，特别是治疗银屑病时，见皮损红斑灼热者，皆重用石膏 100 ~ 300g，配生地黄 60 ~ 100g，消斑很快。

石膏因其味辛，故能解肌透表，因其微寒故能退热。一般医者皆认为其性大寒，实则石膏之性是凉而微寒。石膏为矿物药，煎煮时，有效成分不容易析出，故仲景在《伤寒论》中明示与粳米同煎，另外石膏剂量宜大，这样疗效方佳。

【医案分享】

李某，男，64 岁。2018 年 9 月 12 日初诊。

主诉：头部剧痛半年余，近 1 周加重。

病史：在无锡某医院 CT 诊断额窦瘤，建议进行手术切除。患者畏惧手术，故来余处医治。

刻诊：头部疼痛，尤以前额部为甚，伴鼻塞不畅，口干口苦，舌偏红，苔黄，脉弦数。

辨证：毒热上攻，清阳蒙蔽。

治法：清热养阴，解毒散结。

方药：普济消毒饮合苍耳散加味。

生石膏100g，金银花30g，大青叶12g，连翘10g，马勃6g，薄荷6g，谷精草30g，生牡蛎30g，玄参15g，龟甲20g，白芍12g，生地黄30g，苍耳子12g，蔓荆子10g，莙荙10g，川贝6g，桔梗6g，甘草6g。14剂。

以此方加味，后加半枝莲、全蝎、蜈蚣、水蛭、土鳖虫。治疗9个月，诸症消失。余建议再复查CT，患者因其他原因拒绝再查。

【临证心悟】

从患者的四诊来看，当属痰热相搏，结聚而成。故在治疗中以养阴散结、清热解毒为主，佐以化痰。方中重用生石膏以解凝，金银花、连翘、大青叶、甘草清热解毒；马勃、薄荷、苍耳子、谷精草共奏疏散上焦风热之功，且合用消瘰丸散结。全方共奏解毒散结清热之功。

五十一

油菜籽为治疗荨麻疹之效药

油菜籽，亦名芸苔子，《本草纲目》云其可"行滞血，破冷气，消肿散结"。湖北民间习用生油菜籽油口服治疗急性荨麻疹。考：油菜籽能消肿散结，祛肌肤之油风、丹毒，为治荨麻疹之效药。故余总结出荨麻疹专病专药油菜籽，不管是急性还是慢性皆可使用，剂量一般10～20g。

【医案分享】

徐某，男，31岁。2019年7月10日初诊。

主诉：皮肤风团伴瘙痒半年余，加重1周。

病史：患者半年前无明显诱因，出现皮肤瘙痒，在无锡皮肤病医院诊断为荨麻疹，经治疗后症状略有缓解。

刻诊：近1周来皮肤瘙痒加重，伴风团。皮肤可见大小不等的风团，晚上瘙痒加重，口干，舌质暗，舌苔薄腻，脉浮细数。

辨证：血热郁于肌表。

方药：解毒活血汤加味。

柴胡 10g，葛根 12g，赤芍 12g，生地黄 15g，牡丹皮 10g，石膏 30g，甘草 6g，油菜籽 12g，茺蔚子 10g，生姜 10g，红枣 6 枚。14 剂。

二诊：患者自诉 7 剂后皮疹消失，继服原方治疗。

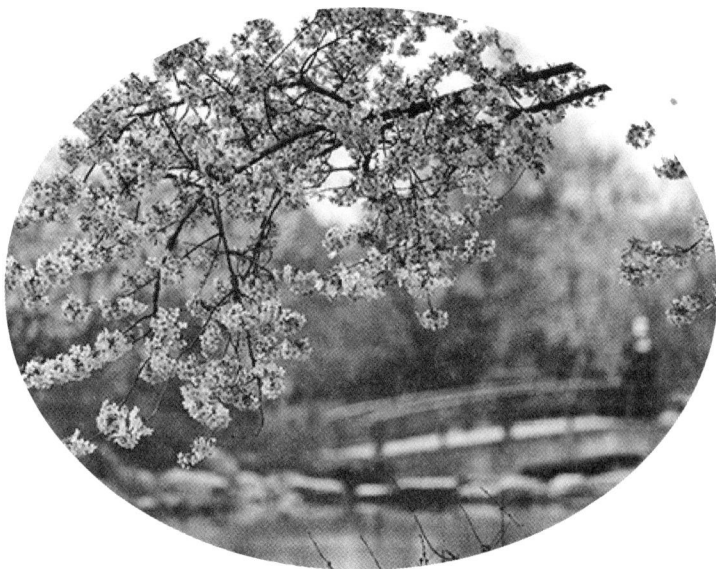

五十二

秦艽疗黄疸，亦善治肾炎

秦艽味苦，辛，气平，无毒。《医学发明》载：秦艽主风湿之药，而活血荣筋，手足不遂之妙药。余在临床中善用秦艽治疗风湿病疗效甚佳。

1. 秦艽治黄疸

秦艽治疗黄疸之经验，是余读古人之书学习而得。《本草约言》载：秦艽疗遍身黄疸如金，去大肠风毒，主传尸之骨蒸，散而能渗之药也。

余之经验：秦艽入肝、胃、胆经，能疏肝胆，清湿热，解邪毒，具油质而性润滑。秦艽不仅能退黄疸，治湿热性肝炎，而且对邪毒入营血之乙型肝炎亦有效。其效不仅能退黄，而且能降酶。剂量一般用到 20g 左右为好，低于此量则效不佳，高于此量可引起肠胃不适，与半夏相伍，可缓其不适。

2. 秦艽治疗肾炎

秦艽苦能清热，辛能散，其性可升可降。在慢性肾炎中，湿浊是主要矛盾，会阻碍气化，余常用秦艽、蝉衣来助肾，降蛋白，恢复肾功能。

【医案分享】

王某，女，37岁。2019年4月12日初诊。

主诉：腰酸疼伴下肢浮肿1周。

病史：患者患慢性肾炎3年，症状时轻时重，近1周来出现腰痛。

刻下：困倦，头晕，尿少，纳呆，腹胀，肢冷，便溏，下肢浮肿，尿常规示蛋白（+++），苔白而滑，脉细弦。

辨证：脾肾阳虚，膀胱气化不利，水湿内停。

治法：健脾温肾利水法。

方药：党参10g，白术20g，制附子10g，石苇15g，秦艽6g，黄柏6g，蝉蜕10g，地肤子10g，吴茱萸3g，茯苓30g，陈皮6g，生姜10g，红枣6枚。14剂。

以此方加减治疗半年余，诸症消失。